Inhalt

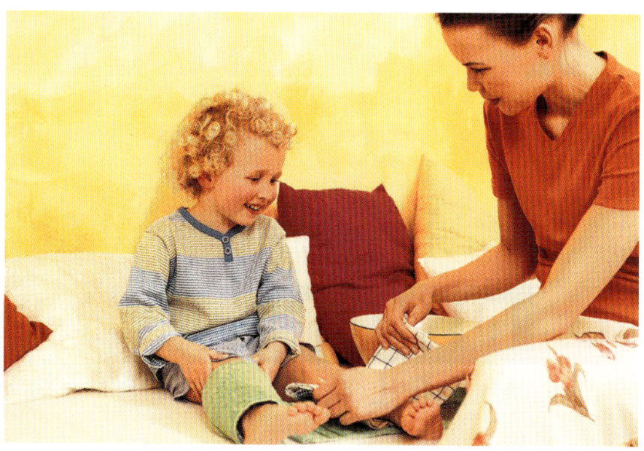

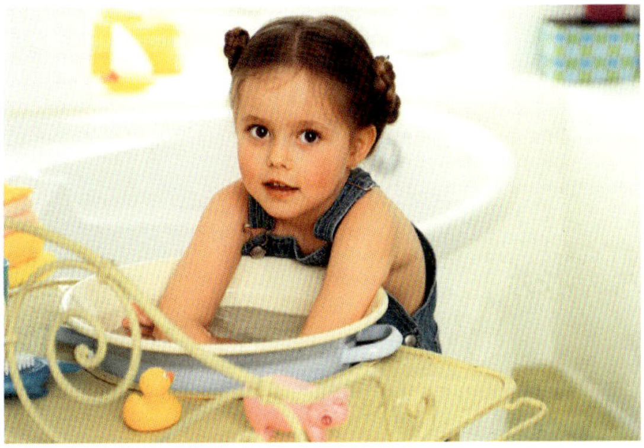

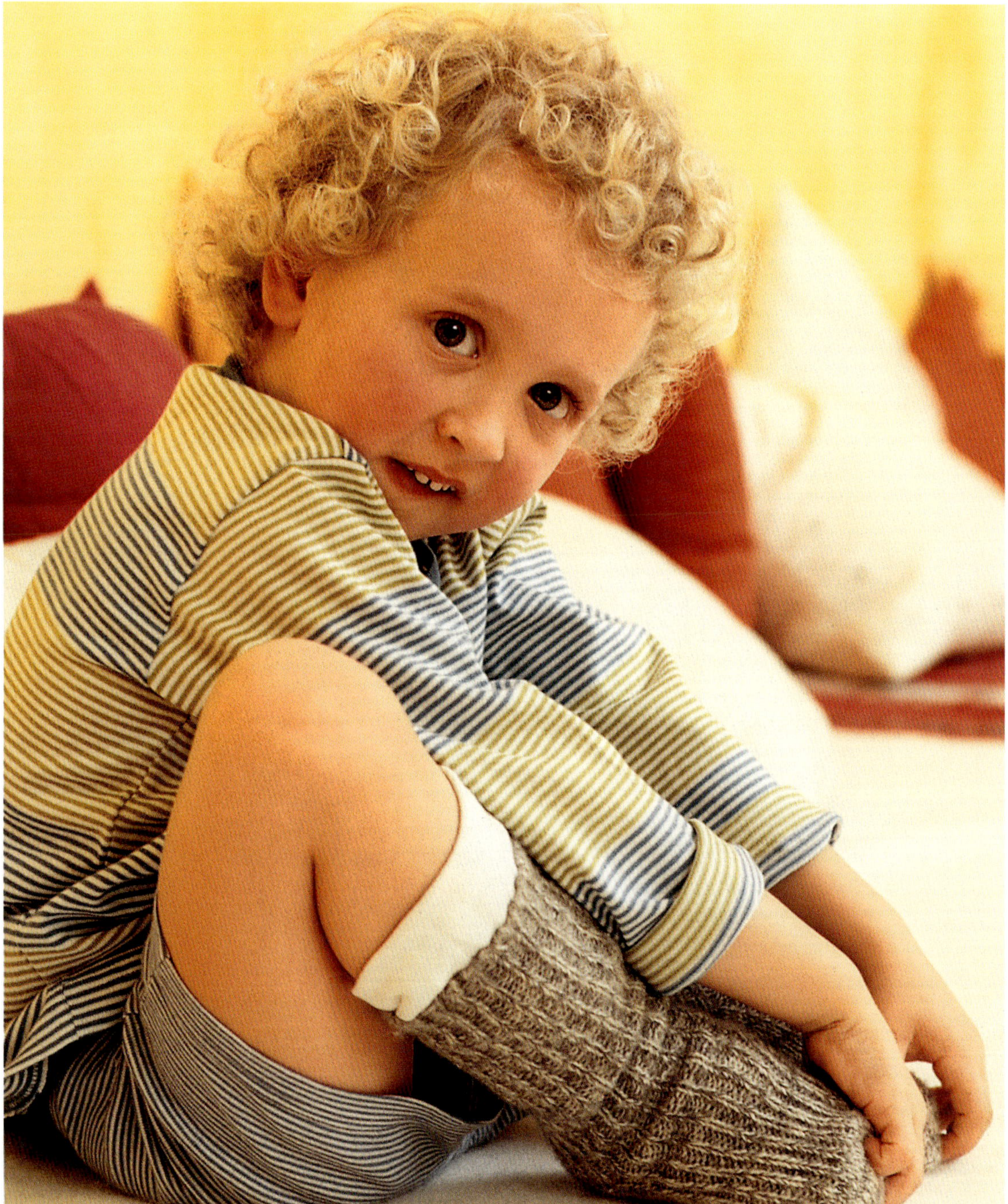

Ein Wort zuvor

Sie hatten eigentlich schon lange vor, Ihrem Kind mit sicheren Hausmitteln beim Gesundwerden zu helfen? Und Sie würden gern mehr darüber wissen, wie Sie Ihr Kind erfolgreich »abhärten« und so Erkrankungen vorbeugen können? Vielleicht haben Sie es aber bisher doch nicht mit Hausmitteln versucht, weil Sie die Maßnahmen für zeitaufwendig hielten, oder weil Sie nicht genau wussten, welche Hausmittel nun wirklich empfehlenswert sind und wie man sie genau anwendet.

Dabei ist es gar nicht so schwer: Sie brauchen lediglich eine einfache, preiswerte Hausmittel-Apotheke (siehe Seite 21), etwa 10 Minuten Zeit täglich – und die richtigen Informationen. Alles, was Sie wissen müssen, um Ihrem Kind verantwortungsvoll und wirksam zu helfen, finden Sie in diesem GU-Ratgeber.

Der Schwerpunkt unseres Buches liegt bei den physikalischen Methoden, also Anwendungen, die auf Temperaturreizen basieren, den Kneipp'schen Verfahren sowie der wissenschaftlich begründeten Anwendung pflanzlicher Arzneimittel, der Phytotherapie. Die Wirksamkeit aller Verfahren, die wir in dieses Buch aufgenommen haben, ist durch wissenschaftliche Methoden nachgewiesen. Wir haben bewusst keine Hausmittel aufgeführt, deren Wirkung oder Nebenwirkungen umstritten sind. So sind zum Beispiel Senf, Senfmehl oder Zitrone als Kompressen-Auflage für Kinder nicht geeignet: Sie können Haut oder Schleimhäute reizen und zu Ausschlägen, tränenden Augen oder Juckreiz führen. Im Extremfall können sie sogar schmerzhafte Hautreaktionen oder Atemnot auslösen.

Wir als Autorenteam freuen uns darüber, dass Sie Ihren Kindern und sich selbst in Zukunft mit natürlichen und sicheren Heilmethoden helfen möchten. Aus unserer täglichen Praxis als Arzt für Kinderheilkunde und Jugendmedizin, Allergologie und Naturheilverfahren sowie als Medizinjournalistin und zweifache Mutter können wir Ihnen versichern, dass Sie damit das Beste für Ihr Kind tun. Wir wünschen Ihnen viel Erfolg und Freude dabei!

Prof. Dr. med. Walter Dorsch
Marianne Loibl

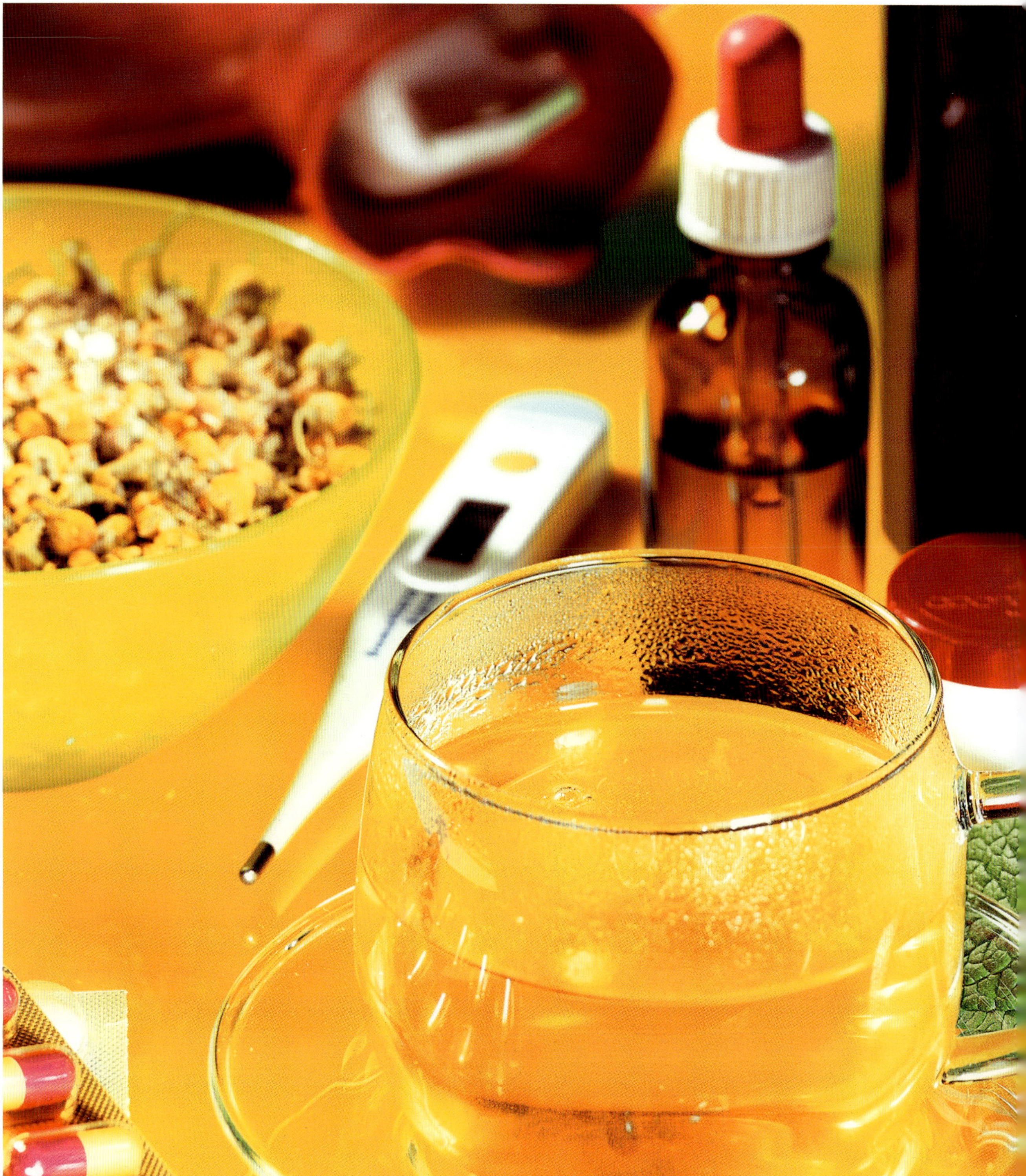

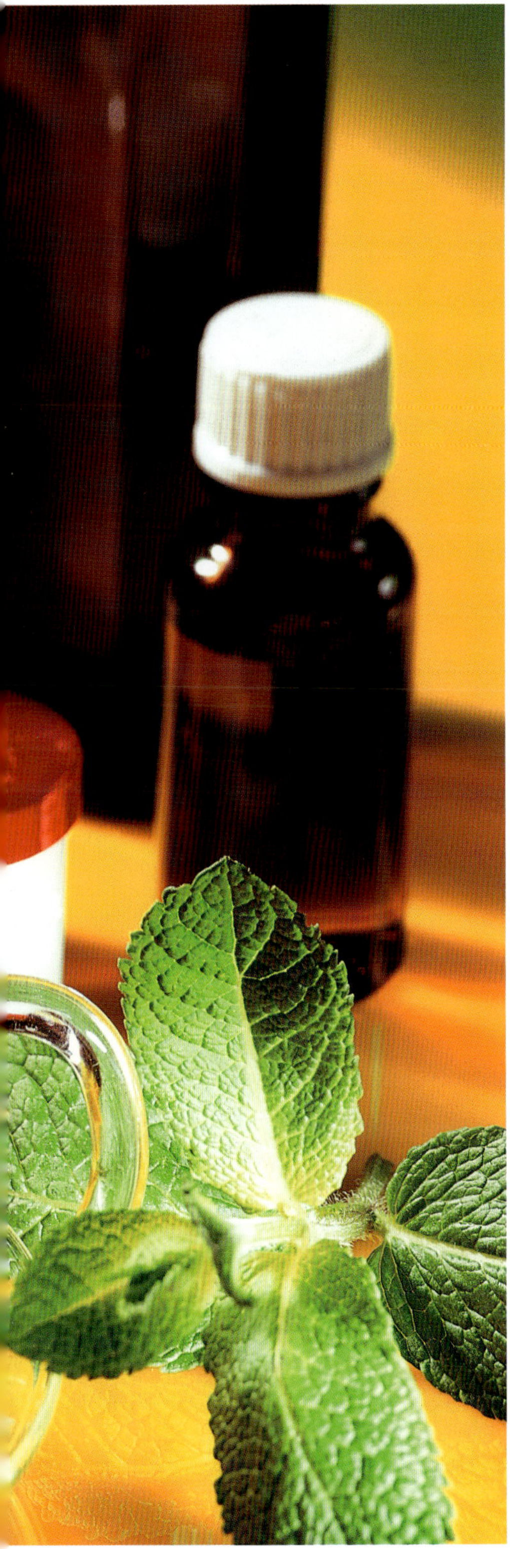

Hausmittel: die sanften Helfer

Immer mehr Eltern suchen ganz bewusst natürliche und sanfte Wege, um ihrem Kind bei einer Erkrankung zu helfen. Im »Ernstfall« trauen sich aber dann doch viele Mütter und Väter nicht zu, ihr Kind selbst zu behandeln – aus Angst, etwas falsch zu machen. Dieses Buch gibt Ihnen Sicherheit. In diesem Kapitel erfahren Sie, was man überhaupt unter Hausmitteln versteht, wann sie helfen können, welche sich besonders gut für Kinder eignen – und wann Sie eine Erkrankung besser mit Ihrem Kinderarzt abklären sollten, bevor Sie Hausmittel einsetzen.

Natürliche Heilkraft mit Tradition

Ihr Kind ist krank? Bestimmt kennen auch Sie das unsichere Gefühl: Einerseits möchten Sie ihm möglichst schnell helfen und seine Beschwerden lindern. Andererseits wollen Sie Ihr Kind nicht mit Nebenwirkungen unnötig hoch dosierter Medikamente noch weiter belasten. Aus dieser Zwickmühle können Sie sich befreien: Unterstützen Sie es beim Gesundwerden – mit Hausmitteln, die unsere Urgroßmütter und Großmütter noch ganz selbstverständlich einsetzten.

Hausmittel damals und heute

Noch bis vor wenigen Jahrzehnten wurde die Heilkraft von Kräutern und Wickeln hoch geschätzt: Als eine Art Aussteuer wurden die Rezepturen von der Mutter an die Tochter weitergereicht. Je mehr eine Frau darüber wusste, umso besser konnte sie ihrer Familie helfen. In fast jedem Dorf gab es ein Kräuterweib, je nach Landstrich mit achtungsvollen Namen bedacht. Hier holten sich die Mütter ergänzenden Rat.

Natürlich heilen – einst selbstverständlich

Im Mittelalter nutzten vor allem auch Nonnen und Mönche die Heilkraft der Kräuter: In jedem Kloster gab es einen umfangreichen Kräutergarten, dessen Ernte die Kloster-Apotheke bereicherte.
Bei aller Wertschätzung für Haus- und Naturheilmittel darf aber nicht vergessen werden, dass sich in früheren Jahrhunderten die meisten Familien weder Arzt noch Medikamente leisten konnten. Erst gegen Ende des 19. Jahrhunderts konnten chemische Arzneimittel erfolgreich gegen zahlreiche Volkskrankheiten eingesetzt werden. Bald waren diese Medikamente auch für die einfachen Leute erschwinglich – und retteten vielen das Leben.

Natürlich vorbeugen und heilen nach Kneipp

Rundum gesund bleiben

Die Gesundheitslehre von Pfarrer Kneipp (siehe Kasten rechts) basiert auf dem Einsatz bewährter Hausmittel, gesunder Ernährung und ausreichend Bewegung. Ziel dieser Therapie ist die ganzheitliche, körperliche und seelische Gesundheit. Die Wirksamkeit der Kneipp'schen Gesundheitslehre ist inzwischen wissenschaftlich bewiesen. Sie beruht auf fünf Säulen, die eine faszinierende und doch simple Einheit bilden:

Leben nach Kneipps Vorstellung

- Die Wasser- oder Hydrotherapie regt auf natürliche Weise den Kreislauf an, steigert die Abwehrkräfte und die Leistungsfähigkeit.
- Die Bewegungstherapie stärkt Ausdauer und Koordination, und sie verbessert das Körpergefühl.
- Heilpflanzen lindern Beschwerden und schützen auf sanftem Weg.
- Die Ernährungstherapie nutzt frische, vollwertige und naturbelassene Kost als Basis eines gesunden Lebens.
- Die Ordnungstherapie steht für eine ausgewogene Lebensgestaltung: Pfarrer Kneipp hielt die Harmonie von Körper, Seele und Geist für einen wichtigen Pfeiler der Gesundheit.

Die Kneipp-Therapie ist auch heute noch aktuell: Gerade so genannte Zivilisationsbeschwerden, lassen sich damit erfolgreich behandeln. So trainiert die Wassertherapie die Gefäße und kann eine gestörte Durchblutung normalisieren – das ist beispielsweise für Kinder mit Neigung zu Neurodermitis sehr hilfreich. Mehr über die Kneipp-Therapie und -Kuren erfahren Sie beim Kneipp-Bund.

Sebastian Kneipp

Sebastian Kneipp wurde 1821 als Sohn eines armen Webers geboren. 1848 konnte er mit dem Theologiestudium beginnen. Als er an Tuberkulose erkrankte, fiel ihm ein Buch über die Heilkraft des Wassers in die Hände. In der eiskalten Donau bei Dillingen stärkte er mit Tauchbädern sein Abwehrsystem und heilte sich zur Verwunderung der Ärzte damit selbst. Nach seiner Priesterweihe entwickelte Pfarrer Kneipp seine Wassertherapie weiter. Er half vor allem armen Menschen. Sein Buch »Meine Wasserkur« wurde ein großer Erfolg. Von dem Erlös gründete Kneipp 1892 in Bad Wörishofen unter anderem das Kinderasyl für kranke und behinderte Kinder – bis heute erfolgreich weitergeführt als die Kneipp'sche Kinderheilstätte. Kinder und deren Gesundheit lagen Kneipp stets besonders am Herzen.

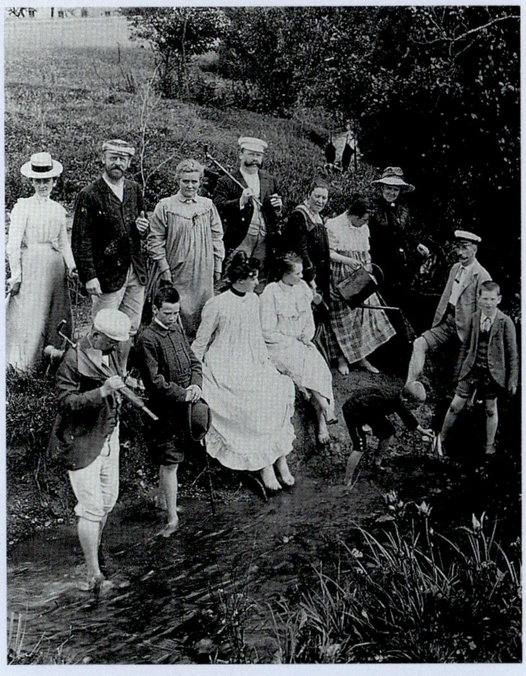

Was sind eigentlich Hausmittel?

Preiswert und wirksam: Naturheilmittel

Unter Hausmitteln versteht man eine Reihe bewährter Mittel und Maßnahmen, die zahlreiche Beschwerden lindern oder heilen können. Die meisten dieser Anwendungen haben ihren Ursprung in der Natur- oder Pflanzenheilkunde (Phytotherapie). Wie der Name schon sagt, basieren Hausmittel auf Zutaten, die in den meisten Haushalten ohnehin vorhanden oder leicht zu beschaffen sind. Wie Ihre »Hausmittel-Apotheke« aussehen sollte, lesen Sie auf Seite 21.

Vorbeugen, lindern, heilen – auf die sanfte Art

Zuwendung hilft beim Gesundwerden

Hausmittel eignen sich ideal bei vielen typischen Beschwerden im Kindesalter. Sie verbinden sanfte und effektive Hilfe mit aktiver Zuwendung. Ihr Kind erfährt: Mama und Papa wissen, wie sie mir helfen können, wenn es mir nicht gut geht – ich kann ihnen vertrauen.
Darüber hinaus unterdrücken Hausmittel nicht die Symptome einer Erkrankung, sondern regen die Selbstheilungskräfte an und unterstützen das Immunsystem: Gerade für den kindlichen Körper ist das entscheidend, da er sein Abwehrsystem ja erst aufbaut.
Vergessen Sie jedoch nicht, dass selbstverständlich auch Hausmittel ihre Grenzen haben und bei schweren oder unklaren Erkrankungen stets der Kinderarzt zu Rate gezogen werden muss (siehe auch Seite 12).

WICHTIG

Sanfte Helfer bei vielen Beschwerden

Hausmittel eignen sich besonders gut, um

- beginnende Infekte und Erkrankungen zu lindern oder abzuwehren
- die kindlichen Abwehrkräfte zu stärken und das Immunsystem zu trainieren
- Ihrem Kind aktiv zu helfen, es zu verwöhnen; ihm Nähe und Geborgenheit zu geben und das Gefühl zu vermitteln, gut behandelt zu werden
- Erkrankungen und Beschwerden im Kindesalter zu lindern
- die Heilung schwerer Erkrankungen zu unterstützen, die mit starken, schnell wirksamen Medikamenten behandelt werden müssen.

Immer an angegebene Zeiten und Temperaturen halten!

WICHTIG

Temperaturreize – und was sie bewirken

Einige Hausmittel (etwa Wickel oder Bäder) basieren auf dem Einsatz von Wärme und Kälte. Sie sollten unbedingt wissen, wie diese Temperaturreize in der Regel wirken, um sie gezielt und richtig einsetzen zu können. Wenn Sie unsicher sind, sprechen Sie mit Ihrem Kinderarzt, bevor Sie ein Hausmittel anwenden.

So wirkt Wärme:

- Haut, Muskeln und feine Nervenzellen werden stärker durchblutet; körperliche Verkrampfungen und auch seelische Anspannung lösen sich
- Warme Anwendungen wirken gut bei Blähungen, Erkältungen, Schmerzen, die nicht durch Entzündungen verursacht werden, und zur Entspannung
- Achtung: Bitte keine Wärme auf Entzündungen!

So wirkt Kälte:

- Die Blutgefäße verengen sich, die Entzündung geht zurück, meist (je nach Anwendung) erweitern sich die Gefäße nach einer Phase der Verengung wieder – Wärme entsteht
- Kälte wird bei Fieber, Entzündungen, Prellungen, Stauchungen, Nasenbluten und zum Abhärten eingesetzt

Naturheilmittel richtig einsetzen

Für Erwachsene scheint meist der schnelle Griff zur Tablette der einfachste Weg: Der Kopf schmerzt oder eine Grippe lässt die Knie zittern – da heißt es Tablette schlucken und weiter funktionieren. Auf diese Weise erkennen Sie jedoch weder die Ursachen der Erkrankung, noch handeln Sie rücksichtsvoll und mit Respekt für den eigenen Körper.

Den Körper respektieren

Bei ihren Kindern sind die meisten Eltern zum Glück schon vorsichtiger. Wird ein Kind krank, soll es das Beste erhalten. In den letzten Jahren sind Eltern immer kritischer geworden. Umweltbelastung und zunehmende Allergiebereitschaft, aber leider auch Skandale um manipulierte Nahrungsmittel haben viele Menschen unsicher gemacht. Da soll doch wenigstens die Medizin möglichst »naturbelassen« und ohne allzu viele Nebenwirkungen sein. »Haben Sie etwas Natürliches?« hören Kinderärzte deshalb heute immer öfter.

Hausmittel haben Grenzen

Der Wunsch, ein krankes Kind »natürlich« zu behandeln, ist verständlich und eine richtige Entscheidung. Wenn Ihr Kind jedoch schwer erkrankt ist – und nicht nur unter Unwohlsein oder einer leichten Erkältung leidet –, sollten Sie es unbedingt von Ihrem Kinderarzt untersuchen lassen. So müssen zum Beispiel bakterielle Infektionen mit Antibiotika behandelt werden, um mögliche schwere Folgeerkrankungen zu verhindern. Sprechen Sie mit Ihrem Kinderarzt ab, welche Symptome Sie begleitend zu seiner Therapie mit Hausmitteln behandeln können. Fast immer kann man Naturheilmittel mit Schulmedizin kombinieren. Bitte halten Sie sich exakt an die vorgeschriebenen Rezepte und Vorgehensweisen. Handeln Sie nie nach dem Prinzip: »Viel hilft viel«! Auch Naturheilmittel schaden in zu hoher Dosierung. Ihr Kinderarzt wird Sie immer fragen, welche Maßnahmen Sie bereits ergriffen haben. Informieren Sie ihn bitte auch über eingesetzte Hausmittel.

Wann Ihr Kind zum Arzt muss

WICHTIG

Wann keine Hausmittel?

Wenden Sie sich bitte umgehend an Ihren Kinderarzt, wenn

- Sie verunsichert oder besorgt sind – vertrauen Sie dabei ruhig auf Ihr Gefühl!
- Ihr Säugling erbricht oder unter Durchfall leidet
- die große Fontanelle Ihres Säuglings erkennbar eingefallen ist oder er auffällig oft trockene Windeln hat (akute Austrocknungsgefahr, etwa bei Durchfall, Fieber oder Trinkunlust)
- Ihr Kind sehr hoch fiebert (siehe Seite 44 ff.)
- Ihr Kind sich ungewöhnlich verhält, zum Beispiel besonders unruhig oder apathisch wirkt
- akute Atemnot besteht
- verordnete Medikamente oder Naturheilmittel Nebenwirkungen verursachen.

Hausmittel bei Kinderkrankheiten?

Zu schön, um wahr zu sein: Hausmittel, die klassische Kinderkrankheiten heilen. Gäbe es welche, hätten wir sie selbstverständlich genannt. Wie Masern, Scharlach, Röteln, Ringelröteln, Dreitagefieber, Mumps oder Windpocken behandelt werden, muss Ihr Kinderarzt entscheiden. Dabei können nämlich unter Umständen sehr ernsthafte Komplikationen auftreten, die nur der Fachmann rechtzeitig erkennen und richtig behandeln kann. Zahlreiche Symptome von Kinderkrankheiten – wie Fieber, Übelkeit und Halsschmerzen – können Sie selbstverständlich mit Hausmitteln behandeln.

Hausmittel – die Klassiker für kleine Patienten

Die für Kinder besonders geeigneten »Klassiker« unter den Hausmitteln finden Sie hier kurz zusammengestellt. Wie Sie die einzelnen Hausmittel genau zubereiten und anwenden, erfahren Sie ab Seite 19.

Hausmittel	Wirkung	Helfen vor allem bei	Vorteile	Bitte beachten
Wickel und Kompressen	fixieren Wärme oder Kälte (meist noch entsprechende Heilzusätze) auf einem bestimmten Körperbereich; mögliche Wickelzusätze sind zum Beispiel Quark, Essig, Kräuter und Öle	Fieber, Bauchschmerzen, Durchfall, Husten, Hauterkrankungen, Prellungen/Verstauchungen, Insektenbissen und -stichen	wirken direkt und schnell – dem Kind geht es rasch besser	Prüfen Sie stets vor dem Anlegen die Temperatur
Bäder (Voll- oder Teilbäder)	führen größeren Teilen des Körpers Wärme zu; ein Heilkräuterbad vereint die Wirkung von Bädern und pflanzlichen Heilmitteln	werden vorbeugend oder im akuten Erkrankungsfall eingesetzt; helfen Kindern vor allem bei Erkältungen, Nervosität, Schlafstörungen	wohltuende Wirkung ist sofort spürbar	Anwendungszeit und Temperaturen einhalten
Güsse	trainieren vor allem die Blutgefäße	werden meist vorbeugend, zur Abhärtung eingesetzt	erfrischende Wirkung sofort spürbar	Ein so genanntes Gießrohr (im Fachhandel erhältlich) erleichtert die Anwendung
Heilkräuter	je nach Kraut: abschwellend, anregend, beruhigend, entblähend, entzündungshemmend, wundheilend, krampf- oder sekretlösend; Wirkstoffe gelangen über Haut und Schleimhäute in den Körper	Erkältungen, Fieber, Magen-Darm-Infekten, Nervosität und Hauterkrankungen	entfalten bei richtiger Zubereitung rasch ihre Wirkung	Zu den Heilpflanzen zählen auch Kräuter, Gemüse und Substanzen aus der Küche, wie Zwiebeln, Essig, Thymian, Salbei, Melisse, Kamille sowie grüner und schwarzer Tee
Inhalationen	meist abschwellend und entzündungshemmend; Wirkstoffe gelangen über den Wasserdampf an erkrankte Schleimhäute	akuten oder chronischen Atemwegserkrankungen	bringen in der Regel rasch Erleichterung	Vorsicht beim Umgang mit heißem Wasser!

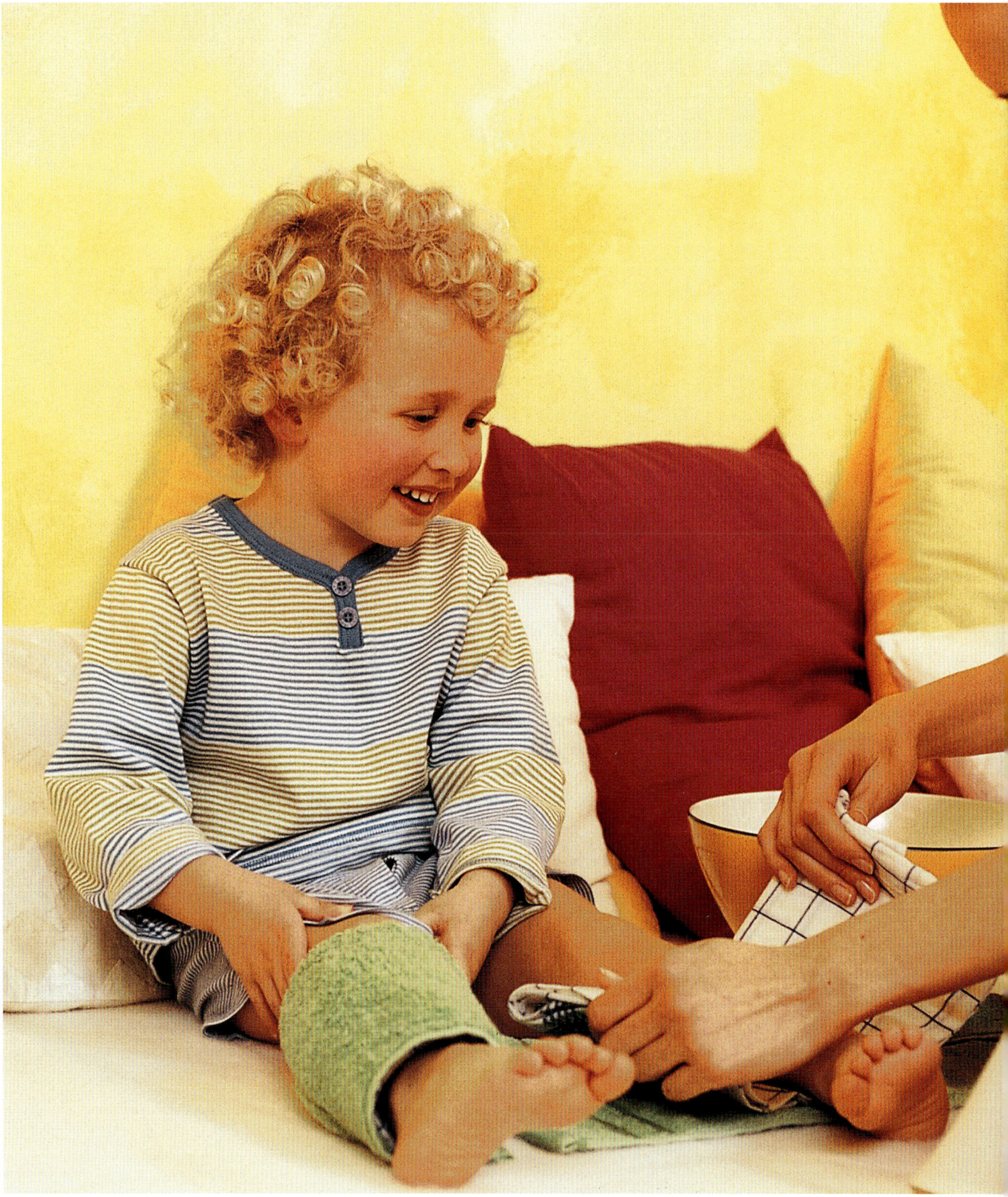

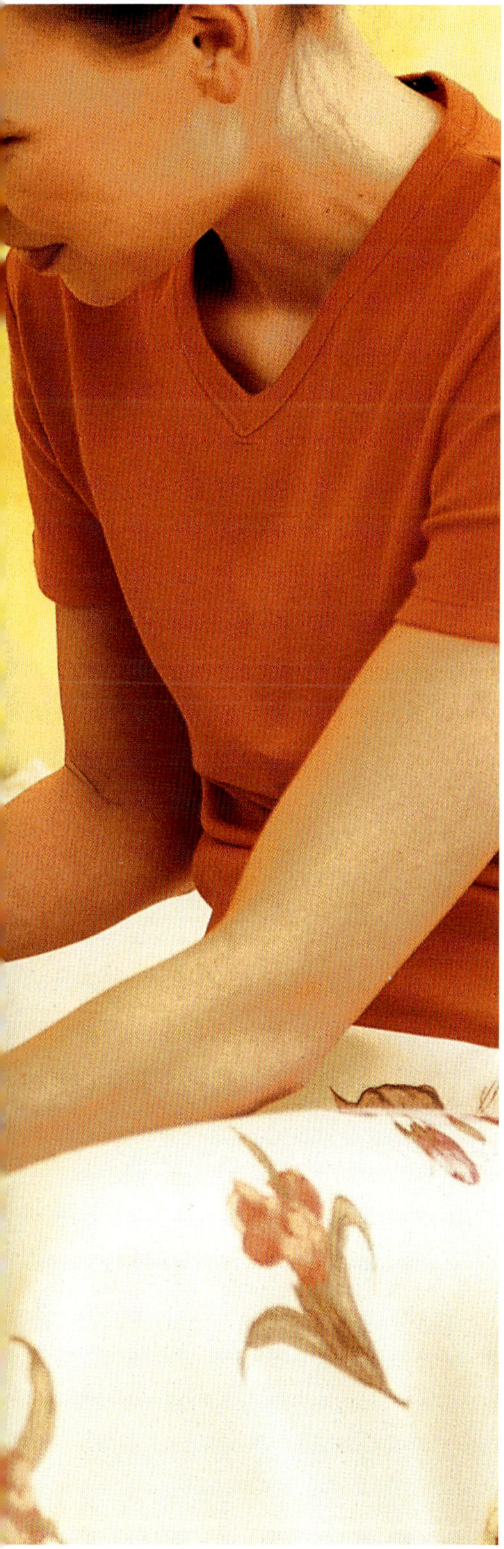

Beschwerden natürlich lindern

Schnupfen, ein aufgeschlagenes Knie, ein Insektenstich oder Fieber – im Kinderalltag kommt es immer wieder mal zu kleinen »Gesundheitspannen«. Die meisten davon können Sie ganz natürlich behandeln: mit Hausmitteln. Diese unterstützen den Selbstheilungsprozess des kindlichen Körpers und fördern auch so die Genesung. In diesem Kapitel erfahren Sie, welche Erkrankungen oder kleineren Beschwerden im Kindesalter besonders häufig auftreten, wie sie entstehen, wie man sie erkennt und vor allem, mit welchen Hausmitteln man sie behandeln kann – und was Ihrem Kind in dieser speziellen Situation sonst noch hilft.

Mein Kind ist krank – und jetzt?

Kranksein ist schrecklich – besonders für ein Kind. Es fühlt sich nicht wohl, hat Schmerzen und vor allem: Es weiß nicht, was mit ihm geschieht. Wir Erwachsenen wissen, wie eine fieberhafte Erkältung verlaufen kann, wo wir uns angesteckt haben könnten und wann es uns wahrscheinlich wieder besser geht. Ein Kind kann das nicht einschätzen. Und das macht ihm zusätzlich Angst, die es meist nicht direkt zum Ausdruck bringen kann – nur mit Quengeln, Weinen oder Schreien.

Kranksein macht Kindern Angst

Bauchweh, Husten oder Schnupfen – Kinder werden gesundheitlich schnell mal »aus der Bahn geworfen«. Meist sind die Beschwerden recht harmlos und können erfolgreich mit Hausmitteln behandelt werden (bei welchen Erkrankungen Hausmittel nicht geeignet sind, lesen Sie auf Seite 12). Auf den folgenden Seiten finden Sie die häufigsten Beschwerden im Kindesalter. Sie erfahren, an welchen Symptomen Sie verschiedene Erkrankungen erkennen, welche Ursachen dafür verantwortlich sein können und vor allem natürlich, mit welchen Hausmitteln Sie die Beschwerden lindern können. Außerdem finden Sie da, wo es möglich ist, weitere Tipps, die die Genesung Ihres Kindes unterstützen.

Liebevoll betreut

Wenn Sie Ihrem Kind mit Naturheilmitteln helfen möchten, sollten Sie wissen, dass diese nur helfen, wenn sie nicht unter Zwang oder Zeitdruck eingesetzt werden. Vergessen Sie deshalb auch im »Pflegestress« nicht: Weder Sie noch Ihr Kind sind an der Krankheit »schuld«. Je gelassener und selbstverständlicher Sie mit der Situation umgehen, desto ruhiger wird Ihr Kind – und es erholt sich auch schneller wieder.

Ihr Kind als Hauptperson

Selbst wenn Verpflichtungen drängen: Die Sorge um Ihr krankes Kind hat jetzt Vorrang. Erledigen Sie das Nötigste und widmen Sie sich dann Ihrem kleinen Patienten. Krankheiten haben auch den Sinn, den Alltag auszugrenzen.

Liebe und Pflege an erster Stelle

Wenn Sie Ihr Kind mit Naturheilmitteln behandeln, hat es zusätzlich das schöne Gefühl, von Ihnen etwas ganz besonders Gutes zu bekommen: »Mama weiß, was mir hilft!« Auch diese Gewissheit unterstützt das Gesundwerden.

Gut durch die Krankheitstage

Instinktiv handeln die meisten Eltern richtig: Sie wenden sich ihrem kranken Kind besonders intensiv zu und trösten es, ohne es zu bemitleiden.

Fröhlich und gelassen bleiben

Geborgenheit und liebevolle Pflege sind wichtig für die Genesung, aber auch Humor. Sicher ist es nicht immer einfach, den in der Sorge um das Kind aufrechtzuhalten. Aber vergessen Sie nicht: Selbst Wissenschaftler sind sich heute einig, dass Lachen gesund macht.

Den kleinen Patienten in den Alltag integrieren

Kinder liegen meist nicht gern allein im Bett, sondern lieber da, wo Leben ist. Schlagen Sie deshalb das »Krankenlager« ruhig im Wohnzimmer auf. Achten Sie aber darauf, dass Ihr Kind trotzdem genug Ruhe hat. Video und Fernseher sollten, wenn überhaupt, nur kurze Zeit Ihr krankes Kind unterhalten.

Den Kleinsten helfen

Wenn es einem Säugling schlecht geht (siehe auch Seite 26 ff.), hilft meist nur viel herumtragen, trösten und sich nah sein. Achten Sie Ihrem Rücken zuliebe auf Ihre Haltung. Ein bewährter Helfer ist dabei ein Tragetuch, das das Baby auf der Hüfte fixiert, sowie der gute alte Sitzball zum sanften Schaukeln, zärtlichen Schmusen und Entspannen.

Beste Medizin: ganz viel Nähe

»Betthupferl« für kranke Kleinkinder

Besonders wenn es gesundheitlich schon langsam wieder »aufwärts geht«, sind kleine Patienten kaum noch im Bett zu halten. Oft ist aber noch Bettruhe nötig, um keinen Rückfall zu riskieren. Auf der nächsten Seite finden Sie ein paar Ideen, die Ihrem Kind die Zeit im Bett erträglicher machen.

TIPP!

Gönnen Sie Ihrem Kind Ruhe

Sobald Ihr Kind müde wird oder das Fieber ansteigt, »bespielen« Sie es nicht weiter, sondern gehen Sie behutsam zur Entspannung über oder legen ihm einen Wickel an. Lüften Sie auch immer wieder das Zimmer, in dem Ihr krankes Kind sich aufhält. Die Raumtemperatur sollte etwa 20 bis 22 °C betragen.

Unendliche Geschichten: Vorlesen oder selbst Geschichten erfinden – das lieben fast alle kleinen Kinder! Lassen Sie doch Ihr Kind vorher schon einige Worte wählen, die in der Geschichte enthalten sein sollen.

Meist auch ein Hit: Was hat Mama als Kind gemacht, wenn sie krank war? Und war Papa genauso ein ungeduldiger Patient? Fragen Sie mal bei den Omas nach, die wissen sicher auch einiges zu erzählen …

Geschichten, Zärtlichkeiten, Abenteuer

Streicheleinheiten: Den Rücken streicheln und die Füßchen massieren – das steht bei vielen Kindern hoch im Kurs. Wenn Sie dabei noch eine schöne Kassette laufen lassen (am besten Kinderlieder oder Entspannungsmusik), schlafen die Kleinen wunderbar ein.

Räuberhöhle oder Elfenbett: Lassen Sie mit einigen kleinen Decken oder Handtüchern doch einfach mal das Bett zur romantischen Höhle werden. Vielleicht kuscheln Sie sich dazu und gehen mit Ihrem Kind auf eine Fantasiereise?

Ein krankes Kuscheltier oder die Puppe pflegen: Ein Arztkoffer zum Spielen ist ein schönes Geschenk für kleine Leute ab drei Jahren. Damit können dann die Puppen und der Teddy fachgerecht »verarztet« werden. Was für ein erhebendes Gefühl, selbst jemanden zu pflegen oder ihm Fieber zu messen!

Mini-Theater: Lassen Sie eine nette Handpuppe lebendig werden! Sie kann Ihnen auch gleich noch etwas »Arbeit« abnehmen und dem kleinen Patienten immer verkünden, wann es wieder Zeit für eine Tasse Tee, die Medizin oder einen neuen Wickel ist.

Motivationsspiel (wirkt besonders bei den Größeren unter den Kleinen, also bei älteren Kindergartenkindern und Grundschülern): Wenn du wieder gesund bist, gehen wir schwimmen, ins Kino, bauen gemeinsam das Baumhaus in Omas Garten … Worauf hat Ihr Kind besonders große Lust? Bitte halten Sie Ihr Versprechen später dann aber auch unbedingt ein!

Nehmen Sie Ihrem Kind mit altersgerechten Spielmöglichkeiten die Angst vor Krankheit.

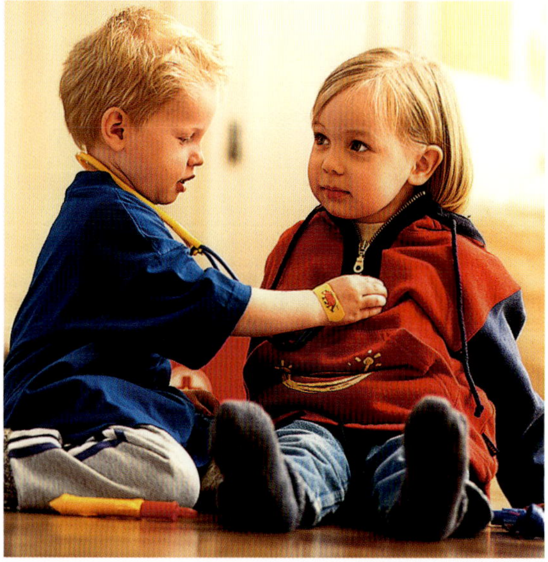

Die besten Hausmittel für Kinder im Überblick

Was Hausmittel sind und wie sie wirken, können Sie im ersten Kapitel (ab Seite 10) nachlesen. Auf den folgenden Seiten haben wir für Sie die Hausmittel zusammengestellt, die sich bei der Behandlung von Kindern besonders bewährt haben. Sie erfahren außerdem, welche Teemischungen besonders wirksam sind, wie man einen Wickel oder eine Kompresse anlegt und was Sie wissen sollten, bevor Sie Bäder oder Waschungen einsetzen.

Tees für alle Fälle

Tees und Zusätze für Inhalationen sind so genannte »Drogenauszüge«. Sie werden aus Heilkräutern gewonnen. Man unterscheidet zwischen Aufguss, Abkochung und dem Kaltansatz von Drogen. Für einen Aufguss werden Heilkräuter mit heißem Wasser übergossen. Bei der Abkochung übergießt man sie mit heißem Wasser und lässt sie dann noch eine Zeit lang weiterköcheln. Und beim Kaltansatz bleiben die Drogen einige Stunden in kaltem Wasser und werden erst kurz vor dem Trinken erhitzt.

So werden Kräuter zubereitet

Tee richtig aufbewahren

Damit der Tee seine volle Wirkung entfalten kann, muss er vor Licht, Wärme und Luft geschützt aufbewahrt werden. Am besten eignen sich dafür gut verschließbare Blechdosen. Kleinere Mengen Tee können Sie auch in beschichteten Papierbeuteln aufheben, in die Ihr Apotheker auch Heiltees abfüllt.

TIPP!

Teegenuss für Anfänger

So wohlschmeckend wir Erwachsenen Tee finden mögen – für viele Kinder ist er nicht sehr verlockend. Mit Fenchel- oder Kamillentee werden Sie Ihre kleinen Saftfans sicher nicht überzeugen. Aber »Stärkungstee für unerschrockene Ritter«, »Schlaftrunk nach Zauberer Zobirax« oder ein kleiner »Super-Zauber-Hexentrunk« finden vielleicht schon eher Interessenten. Auch persönliche Teetassen mit lustigen Motiven wirken oft Wunder.
Vielleicht können Sie kleine Teeverweigerer auch mit Geheimniskrämerei beeindrucken: Sicher finden Ihre Kinder das Kräuterteefach faszinierend, wenn sie ab und zu einmal den Inhalt der Tüten und Dosen beschnüffeln, berühren und betrachten dürfen …

TIPP!

Schnelle Teestunde

Besonders einfach und schnell können Sie Ihren Tee in einer speziellen Kräuterteetasse aufbrühen, in die bereits ein Teesieb integriert ist. Sie bekommen sie in Teeläden, Naturkost- und Reformhäusern.

Tipps für den Teegenuss

Bevor Sie Tee zum Aufbrühen entnehmen, schütteln Sie einige Male die geschlossene Dose. Heilkräuter, die ätherische Öle enthalten (zum Beispiel Fenchel, Anis und Kümmel), müssen mit einem Mörser leicht gequetscht werden, bevor man sie mit heißem Wasser übergießt. Wenn Sie Teemischungen mit diesen Kräutern in der Apotheke kaufen, hat das schon Ihr Apotheker erledigt. Angequetschte Drogen entfalten ihre ätherischen Öle nur eine Woche optimal, danach wirken sie weniger intensiv. Kaufen Sie deshalb nur kleine Mengen!

Den Tee richtig vorbereiten

Bitte etwas süßer?

Heiltees treffen nicht immer den kindlichen Geschmack. Wenn Ihr Kind den Tee verweigert, versuchen Sie es zuerst einmal mit einigen kleinen Tricks (siehe Kasten Seite 19) zu überzeugen. Falls Sie damit keinen Erfolg haben, müssen Sie wahrscheinlich den Tee etwas süßen. Neuere Studien zeigen, dass Honig für Säuglinge gefährlich werden kann: Darin können sich bestimmte Bakterien, so genannte Clostridien, entwickeln. Sie produzieren ein Gift, das bei Säuglingen Erbrechen, Durchfall und sogar tödliche Nervenlähmungen verursachen kann. Vorübergehend können Sie Babys Tee mit echter Süßholzwurzel süßen, jedoch maximal zwei Wochen.
Ultrahocherhitzter Honig (zum Beispiel in handelsüblichen Säuglingsnahrungen) ist ungefährlich. In der Regel ist das Immunsystem von Kindern ab einem Jahr in der Lage, diese Bakterien unschädlich zu machen.

Vorsicht mit Honig

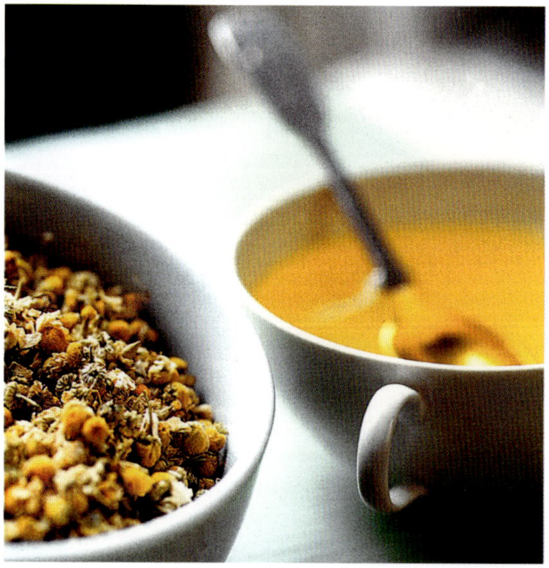

Tee – ein traditionelles Heilmittel überall auf der Welt.

Gut gerüstet mit der Hausmittel-Apotheke

Die Grundausrüstung

- Fieberthermometer
- Vaseline oder Fettcreme
- Pinzette und Zeckenzange
- Pflaster, Pflaster-Klebeband
- fertige, sterile Kompressen in verschiedenen Größen
- Mullbinden
- Heublumensack
- Kirschkernkissen oder Wärmflasche
- Kältepack (im Eisfach)
- Arnikatinktur
- Johanniskrautöl
- Apfelessig

Wickel-Zubehör

- vorbereitete Wickeltücher, 3-lagig (siehe Seite 22 f.)
- Heilwolle oder Watte

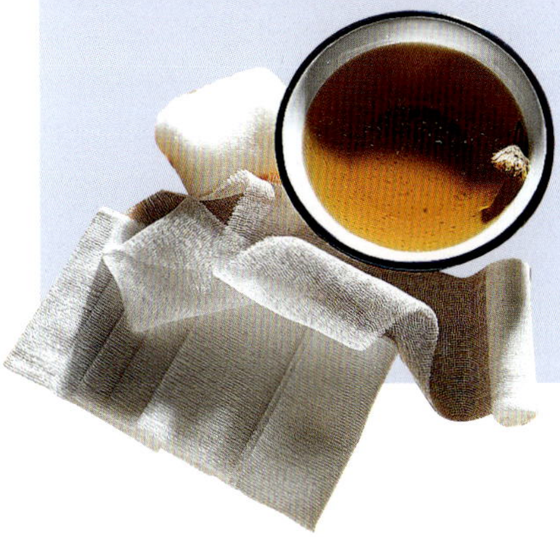

Alles für Waschungen

- kleine Leinenwaschlappen oder Waschhandschuhe mit lustigen Motiven

Heilpflanzen für Tees, Abkochungen und Kaltansätze

maximal 1 Jahr aufbewahren:

- Hopfenzapfen
- Melissenblätter

maximal 18 Monate haltbar:

- Angelikawurzel
- Baldrianwurzel
- Eichenrinden
- Hagebutten
- Kamillenblüten
- Salbei
- Schafgarbenkraut
- Thymiankraut

maximal 2 Jahre aufbewahren:

- Lavendelblüten
- Pfefferminzblätter

Alle anderen in den Rezepten genannten und hier nicht aufgeführten Drogen sind maximal 3 Jahre haltbar.

Für unterwegs

Tee in Filterbeuteln:

- Fencheltee
- Holunderblütentee
- Kamillentee
- Lindenblütentee
- Salbeitee
- Thymiantee
- Ringelblumensalbe

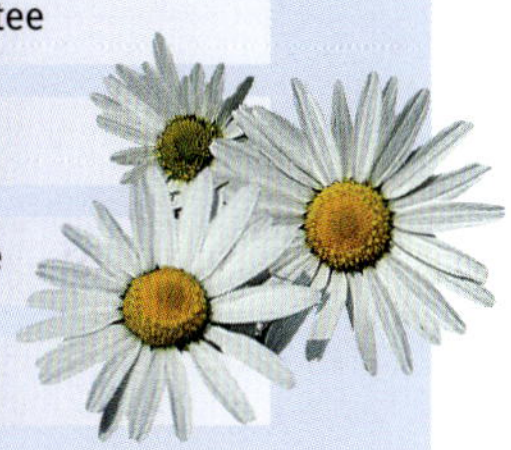

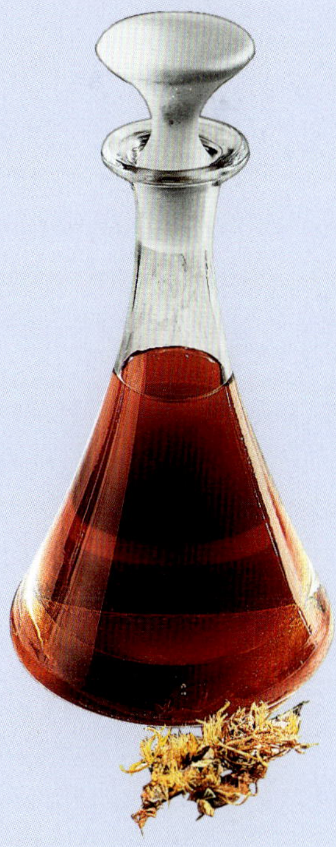

WICHTIG

Altersangaben genau beachten!

Ob Tee, Wickel oder Wasseranwendung: Manche Hausmittel sind für Babys oder Kleinkinder noch nicht geeignet – oder können sogar schaden. Sie finden deshalb bei einigen Anleitungen die Angabe, ab wann Sie das beschriebene Hausmittel anwenden können. Ist keine Altersbeschränkung genannt, kann das Mittel ab der zweiten Lebenswoche angewandt werden. Und so sind die Bezeichnungen Säugling, Kleinkind und Schulkind zu verstehen:

- Säugling: 1. Lebensjahr
- Kleinkind: 1 bis 5 Jahre
- Schulkind: ab 6 Jahren

Richtig gewickelt

Brust-, Hals- oder Wadenwickel: Die Klassiker aus Kneipps Gesundheitslehre (siehe auch Seite 8 f. und Seite 13) sind den meisten zumindest vom Hörensagen bekannt. Aber was ist eigentlich ein Wickel?

Wickel oder Kompresse?

Unter einem Wickel versteht man eine Anwendung, bei der ein bestimmter Körperbereich vollständig umwickelt wird. Dabei werden Wirkstoffe – in Form von Kräutern oder anderen Substanzen – auf die Haut gebracht. Außerdem wirkt der Wickel durch Temperaturreize, also Wärme oder Kälte (siehe Seite 11). Kompressen sind ähnlich aufgebaut wie Wickel. Sie bedecken jedoch nur einen kleinen Körperbereich.

Gut vorbereitet ins Wickel-Vergnügen

Ein Wickel muss grundsätzlich möglichst rasch angelegt werden. Legen Sie deshalb alles Nötige vorher zurecht. Der kleine Patient sollte keine volle Blase haben und nicht übermüdet sein. Bitte prüfen Sie vor dem Auflegen immer die Temperatur, indem Sie den Wickel auf die Innenseite Ihres Unterarms legen.

Vorher zur Toilette gehen lassen

Das brauchen Sie immer

Generell benötigen Sie für Wickel und Kompressen folgende Bestandteile:
- ein Innentuch aus Leinen oder Baumwolle (Geschirrtuch oder großes Taschentuch); für Kompressen eignen sich Verbandmull oder fertig zugeschnittene Kompressen aus der Apotheke
- ein Zwischentuch aus Baumwolle
- ein Handtuch oder einen Schal als Außentuch des Wickels
- eine Schutzunterlage aus Plastik oder Wachstuch.

Die richtigen Tücher

Das Innentuch des Wickels sollte aus Leinen oder Baumwolle sein. Es wird auf die Größe des zu behandelnden Körperteils zusammengelegt. Auf dieses Tuch wird die Heilsubstanz aufgetragen.
Das Innentuch muss straff und faltenfrei auf der Haut liegen.
Das Zwischentuch aus Baumwolle schützt das Außentuch und ist etwas größer als das Innentuch. Für Wickel, die warm halten sollen, eignet sich Heilwolle als Zwischenlage. Das ist gewaschene, gekämmte, jedoch unversponnene Schafwolle. Zart, aber wohlig wärmend unterstützt sie die Wirkung des Wickels. Heilwolle bekommen Sie in Apotheken und Naturkostläden. Verwenden Sie keine Heilwolle, wenn der kleine Patient Allergiker ist – in diesem Fall nehmen Sie besser Watte. Diese sollte jedoch vorher in ein Baumwolltuch (Taschentuch) eingeschlagen werden, damit sie nicht fusselt.

Schicht für Schicht gewickelt

Das Außentuch – am besten ein Handtuch, eine Decke oder ein Wollschal – hält die Wärme oder Kälte des Wickels und schützt vor Nässe. Idealerweise ist es etwas kleiner als das Zwischentuch, so bleibt es vor Schweiß und den Zusätzen geschützt.
Fixieren können Sie einen Wickel zum Beispiel mit angenähten Bändchen, Pflaster-Klebeband oder kleinen Verbandsklammern, die Sie in der Apotheke bekommen. Eine Kompresse können Sie auch sehr gut mit einigen Mullbinden befestigen, die Sie über die Kompresse wickeln.

WICHTIG

Die wichtigsten Wickel-Gebote

- Bei Kleinkindern niemals extreme Temperaturreize einsetzen
- Nie einem fröstelnden Kind kühle oder kalte Wickel anlegen
- Fiebersenkende Wickel erst in der Entfieberungsphase anwenden (wenn das Kind schwitzt), jedoch niemals bei Fieberanstieg (Kind friert)
- Nach einem Wickel braucht Ihr Kind Ruhe und Entspannung – so wird die Genesung unterstützt

Welcher Wickel wofür?

▶ Kurz angelegte Wickel (Dauer 5 bis 15 Minuten) entziehen dem Körper Wärme. Sie eignen sich vor allem zur Behandlung von Fieber (Seite 44 ff.) und um die Immunabwehr zu steigern (Seite 82 ff.).

Kälte und Wärme gezielt einsetzen

▶ Ein nur leicht feuchter Wickel, der länger angelegt wird (30 Minuten bis mehrere Stunden), erzeugt dagegen Wärme. Er lindert Entzündungen und Schmerzen, beruhigt und entspannt.

Nasse Wohltat: Bad oder Waschung

Waschungen und Bäder sind bewährte Hausmittel. Halten Sie sich aber bitte an die empfohlenen Zeiten und Temperaturen, damit sie optimal wirken.

Teilwaschungen

Ober- und Unterkörperwaschungen wirken sanft, aber zuverlässig und sind deshalb besonders gut für Säuglinge und Kleinkinder geeignet. Der angenehme Nebeneffekt: Sie beruhigen das Kind.

Das brauchen Sie:

Zutaten

Leinentuch oder Waschlappen sowie eine Schüssel mit 25 °C warmem Wasser

Oberkörperwaschung

▶ Ziehen Sie Ihr Kind aus und stellen oder setzen Sie es in eine Wanne. Säuglinge und Kleinkinder bleiben im Bett liegen.

So wird's gemacht

Tauchen Sie den Lappen ins Wasser und wringen Sie ihn aus, so dass er nicht mehr tropft. Reiben Sie nun den Körper des Kindes damit zügig ab: Beginnen Sie an der rechten Hand, streichen Sie über den Arm nach oben, dann über die Brust nach unten bis zum Bauch. Danach waschen Sie auch den linken Arm von der Hand aufwärts. Nun der Rücken: Starten Sie wieder am rechten Arm, streichen Sie hoch zur Schulter, von hier aus hinunter zum Po und wieder hinauf zu den Schulterblättern. Wiederholen Sie das Ganze von der linken Hand beginnend.

Den Oberkörper zügig abwaschen

Unterkörperwaschung

▶ Beginnen Sie am rechten Fuß außen, streichen Sie hoch bis zur Hüfte, dann herunter über das Knie bis zum Knöchel, an der Beininnenseite wieder hoch bis zur Hüfte. Wiederholen Sie das Ganze am linken Bein.

WICHTIG

Waschungen und Bäder

- Halten Sie sich immer an die angegebenen Temperaturen. Je kleiner das Kind ist, desto weniger sollen sich Wasser- und Hauttemperatur unterscheiden!
- Keine extremen Reize für Kinder, vor allem nicht für Kleinkinder
- Ein fieberndes Kind soll nicht baden!
- Waschungen nur auf warmer Haut
- Das Kind immer zügig abwaschen, die Haut dabei nur befeuchten – sie darf nicht so nass sein, dass das Wasser herunterläuft
- Nach dem Bad oder der Waschung darf das Kind nicht frösteln; legen Sie es sofort ins Bett – ohne Abtrocknen

Ganzkörper-Waschung

▶ Führen Sie die Ober-, dann die Unterkörperwaschung durch.

Vollbad

▶ Legen Sie eine Antirutschmatte in die Wanne und lassen Sie so viel Wasser einlaufen, dass der Körper Ihres Kindes bedeckt ist. Prüfen Sie die Temperatur mit Badethermometer (37 °C), bevor Sie Ihr Kind ins Wasser setzen. Das Bad sollte 10 bis 20 Minuten dauern. Lassen Sie Ihr Kind nie unbeaufsichtigt in der Badewanne! Gönnen Sie Ihrem Kind nach dem Bad eine Ruhepause – am besten im Bett.

Gut eingehüllt und mit einer netten Geschichte macht ein Sitzbad richtig Spaß.

Sitzbad

▶ Dieses Teilbad wird ähnlich wie ein Vollbad vorbereitet – nur verwenden Sie dafür eine kleinere Wanne oder eine spezielle Sitzbadwanne. Die Wassertemperatur beträgt 37 °C. Das Sitzbad sollte etwa 10 Minuten dauern. Achten Sie darauf, dass der Oberkörper des Kindes dabei immer bedeckt ist und dass es nicht friert.

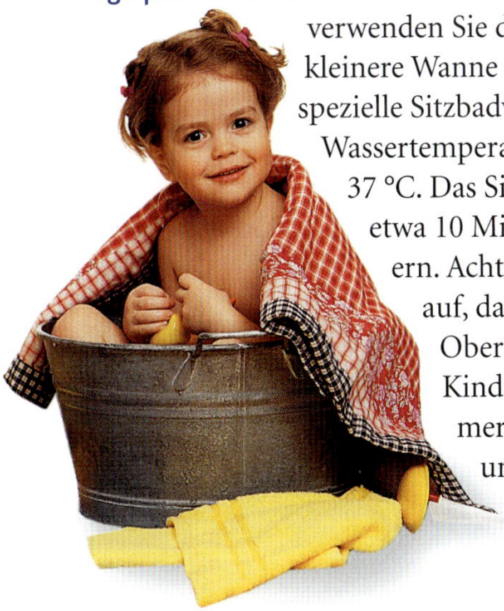

TIPP!

Mannschaftsbad und Seemannsgarn: der perfekte Badespaß

- Baden macht den meisten kleinen Kindern mehr Spaß, wenn Mama oder Papa mitplanschen. Dabei können Sie auch den Körper des Kindes bei Vollbädern besser unter Wasser halten.
- Ein Wasserspielzeug – ausschließlich für diese Anwendungen reserviert – und lustige Waschlappen bieten zusätzliche Anreize zur »Badekur«.
- Bunte, mit Aufklebern verzierte Eimer oder Plastikwannen machen das Arm- oder Fußbad zum Erlebnis – ganz besonders dann, wenn Sie außerdem noch spezielle Badegeschichten erzählen.

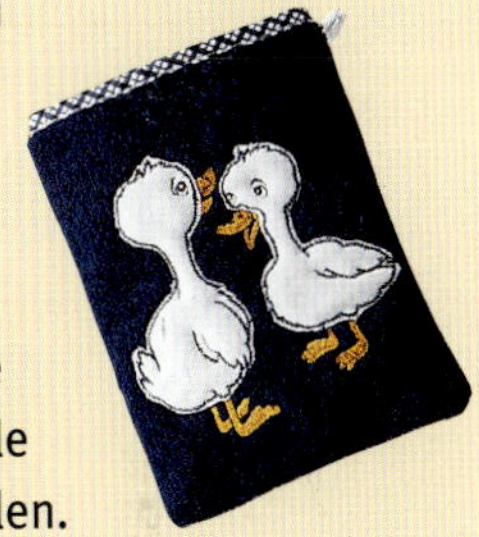

So wirken Badezusätze

- anregend: Rosmarin
- beruhigend: Baldrian, Hopfen, Lavendel und Melisse
- lindern Erkältungskrankheiten: Heublumen, Fichtennadel
- helfen bei Hautentzündungen und Juckreiz: Eichenrinde, Kamille, Kleie, Ringelblume
- Besonders empfehlenswert sind fertige Badezusätze aus der Apotheke oder Drogerie. Nehmen Sie aber nur solche ohne Parfümzusätze.

Ab 2. Woche, Ausnahme: Rosmarin, Eichenrinde ab 2 Jahren, Erkältungsbäder ab 3 Jahren

Sanfte Helfer für Ihr Baby

Frisch gebackene, aber auch erfahrene Eltern werden ratlos, wenn sich ihr Baby einfach nicht mehr beruhigen lässt. Was will es nur mit seinem verzweifelten Schreien sagen?

Das Baby schreit

Zunächst das Beruhigende: Die Natur hat Ihnen etwas Wunderbares mitgegeben – den Mutterinstinkt. Niemand ist so sensibel auf die Frequenz eines Babys eingestellt wie seine Mutter. Sie dürfen Ihrem Instinkt, Ihrem Gefühl trauen. Wenn Sie also glauben, plötzlich am Schreien oder am Verhalten Ihres Kindes etwas Bedrohliches zu erkennen, setzen Sie sich mit einem Kinderarzt in Verbindung.

Eine Bewährungsprobe für junge Eltern

Was fehlt Ihrem Kind?

Von der Geburt an schreien die meisten Babys von Tag zu Tag immer länger. Gegen Ende der sechsten Lebenswoche ist oft der Höhepunkt erreicht. Ihre typische »Schreizeit« haben viele Babys am späten Nachmittag. Hinter Ihrem Baby liegt ein langer

WICHTIG

Was kleine Schreihälse quält

- Ihr Baby hat Hunger
- Das Kind leidet unter schmerzhaften Blähungen, weil es Luft im Bauch hat (siehe Seite 27 f.)
- Es ist müde
- Die Windel ist nass oder voll, eventuell ist der Po Ihres Babys entzündet (siehe Seite 32 f.)
- Das Kind leidet unter Reizüberflutung; es möchte seine Ruhe haben
- Ihr Kind wünscht sich mehr Anregung, Zuwendung und Aufmerksamkeit

Wie Sie helfen können

- Nehmen Sie Ihr Kind zärtlich in den Arm
- Sprechen Sie ruhig zu ihm
- Tragen Sie es umher, zum Beispiel im Fliegergriff (siehe Foto Seite 28), oder massieren Sie behutsam das Bäuchlein
- Prüfen Sie, ob es trinken möchte
- Kontrollieren Sie, ob die Windel voll oder nass ist oder ob Babys Po gerötet ist
- Gönnen Sie Ihrem Baby ein Beruhigungsbad (Anleitung Seite 25), besonders wenn es spätnachmittags oder abends schreit (oft wegen Müdigkeit und Reizüberflutung)
- Probieren Sie aus, ob Ihr Kind vielleicht in seinem eigenen Bettchen zur Ruhe kommen möchte

Tag mit vielen neuen Reizen: Geräuschen, Farben, Berührungen, Licht, Gerüchen … Oft ist es jetzt einfach so überanspruchst, dass es sich durch Schreien Luft macht – oder sich wehren muss.
Überlegen Sie immer zuerst, weshalb Ihr Kleines schreien könnte. Überdenken Sie Ihren Tagesablauf: Ist er hektisch, oder enthält er zu wenig feste Elemente? Babys brauchen regelmäßige Abläufe, auf die sie sich verlassen können!

Feste Gewohnheiten einführen

Bleiben alle Versuche, Ihr Baby zu beruhigen, erfolglos (siehe Kasten links), ist es vielleicht krank. Prüfen Sie die Körpertemperatur (siehe auch Seite 45).

Mein Kind – ein Schreibaby?

Nur selten handelt es sich wirklich um ein so genanntes Schreibaby. Mediziner bezeichnen damit Babys, die extrem häufig und lange schreien und durch nichts zu beruhigen sind. Zwischen Eltern und Kind liegt dann eine Kommunikationsstörung vor: Die Eltern verstehen nicht, was das Kind im Moment möchte, und das Baby reagiert nicht auf Beruhigungsversuche der Eltern. Wird das Schreien für Sie zur unerträglichen Belastung, notieren Sie einige Tage, wie lange Ihr Baby tatsächlich schreit. Sprechen Sie dann mit Ihrem Kinderarzt – er wird Ihnen weiterhelfen.

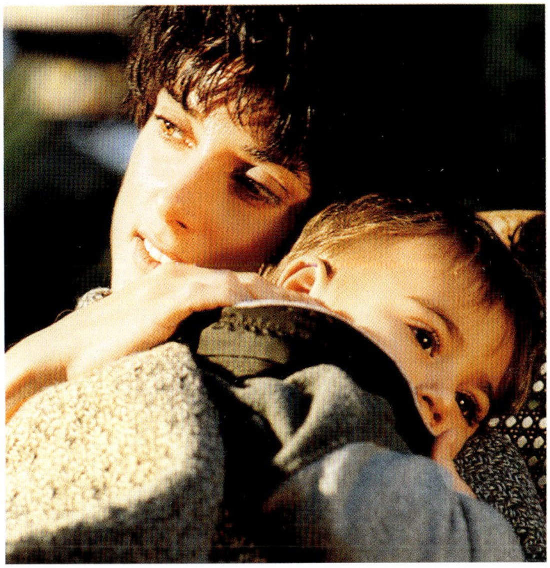

Die Nähe der Mutter hilft dem Baby oft, sich zu beruhigen.

Bauchweh wegen Blähungen

Wenn es dem Baby schlecht geht, sind Eltern oft hilflos. Häufig sind Bauchschmerzen im Spiel, wenn ein Baby lang anhaltend weint. Schließlich muss das junge Verdauungssystem eines Säuglings erst einmal lernen, wie es funktionieren soll!
Blähungen entstehen oft auch, weil das Baby zu viel Luft geschluckt hat – etwa beim Trinken oder beim Schreien.
Sie erkennen Blähungen daran, dass Ihr Baby vor Schmerzen schreit (häufig nach dem Trinken) und dabei immer wieder krampfhaft die Beinchen an den Körper zieht.

Hausmittel, die helfen

Babys Bauchweh können Sie meist mit Tee und sanften Massagen lindern.

Fencheltee

Zutaten

Das brauchen Sie:
1 TL Fenchelfrüchte
250 ml siedendes Wasser

So wird's gemacht

▶ Den Fenchel mit dem heißen Wasser übergießen, 5 Minuten ziehen lassen und abgießen.
▶ Gestillte Babys bekommen vor dem Trinken 2 Teelöffel, Flaschenkindern geben Sie 5 Teelöffel von dem Tee ins Fläschchen.

Kamillentee

Zutaten

Das brauchen Sie:
1 EL Kamillenblüten
250 ml siedendes Wasser

So wird's gemacht

▶ Kamille mit dem Wasser übergießen, abdecken. 10 Minuten ziehen lassen, dann abgießen.
▶ Mengen wie bei Fencheltee.

Magen-Darm-Tee mit Kümmel

Das brauchen Sie:
je 30 g Kümmel-, Fenchel- und Anisfrüchte
150 ml siedendes Wasser

▶ 2 Teelöffel der Mischung mit Wasser übergießen, 10 Minuten ziehen lassen und dann abgießen.
▶ Mengen wie bei Fencheltee.

Kompresse bei Bauchweh

Siehe Seite 36.

Kompresse mit Kümmelöl

Siehe Seite 36 f.

Was sonst noch hilft

▶ Lassen Sie Ihr Baby aufstoßen: Tragen Sie es aufrecht, sein Kopf lehnt an Ihrer Schulter. Klopfen Sie sanft auf Babys Rücken.
▶ Tragen Sie Ihr Baby im Fliegergriff umher (Bild unten): Legen Sie es dafür bäuchlings auf Ihre Unterarme, wobei Sie zwischen den Beinchen hindurchfassen und so den Körper Ihres Babys sicher halten. Mit dem linken Arm stützen Sie Babys Köpfchen. Mit der anderen Hand können Sie Ihr Baby streicheln.

Der Fliegergriff: ein Klassiker bei Babybauchweh.

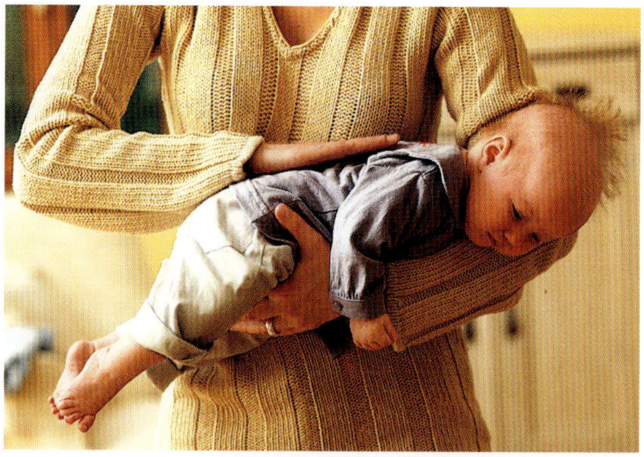

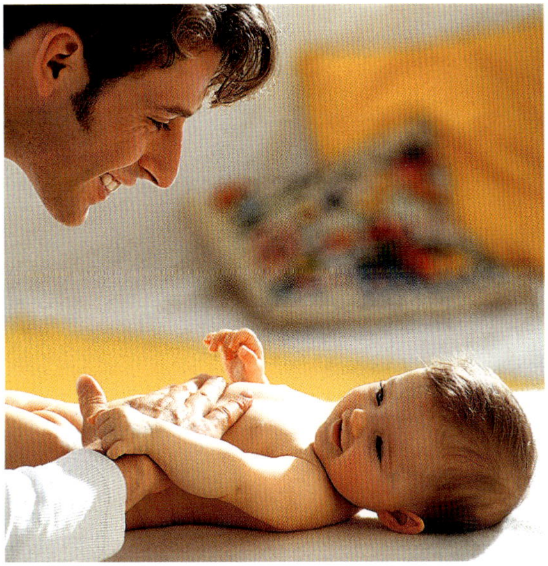

Auch eine sanfte Massage hilft oft schon gegen Bauchweh.

- Massieren Sie Babys Bauch mit Kümmelöl oder Windsalbe (aus der Apotheke): Geben Sie einige Tropfen Öl oder etwas Salbe in Ihre Handflächen. Massieren Sie mit sanften Kreisbewegungen im Uhrzeigersinn rund um den Nabel. Die Massage bei Bedarf etwa alle 4 Stunden wiederholen.
- Bei anhaltenden Problemen fragen Sie Ihren Arzt nach speziellen Entblähungstropfen.

Um den Nabel

Häufig leiden Säuglinge auch unter Nabelkoliken: Das sind heftige, anfallartige Schmerzen um den Nabel, die meist wenige Minuten bis Stunden dauern. Der Babybauch fühlt sich weich an.

Hausmittel, die helfen

Kompresse bei Bauchweh

Siehe Seite 36.

Was sonst noch hilft

Rund um Babys Bauch

- Massieren Sie Babys Bauch mit Kümmelöl oder Windsalbe (siehe links).

Nabelpflege

Erste Hilfestellungen haben Sie sicher in Ihrer Geburtsklinik bekommen, und Ihre Nachsorgehebamme berät Sie, wenn Sie mit Ihrem Baby wieder zu Hause sind. Bis der Nabelstumpf abgefallen ist, sollten Sie Ihr Baby nicht baden. Um die Heilung zu beschleunigen, können Sie zweimal täglich einige Tropfen Muttermilch auf den Nabelstumpf träufeln.

WICHTIG

Babys Nabel beobachten

Leichte Blutungen aus dem Nabel sind meist harmlos. Beunruhigt Sie dennoch etwas oder beobachten Sie schmierige Absonderungen, Knötchen oder eine Vorwölbung am Nabel Ihres Babys, bringen Sie es bitte möglichst bald zum Kinderarzt.
Gehen Sie bei Nabelkoliken unbedingt mit Ihrem Baby zum Arzt, damit dieser andere Ursachen ausschließen kann.

Ihr Baby hat Fieber

Oft ein Warnsignal

Bei Babys ist Fieber (siehe auch Seite 44 ff.) oft das einzige sichere Anzeichen für eine Erkrankung. Dabei kann es sich natürlich um alles Mögliche handeln – vom einfachen Schnupfen bis zur lebensgefährlichen Gehirnhautentzündung.

Hausmittel, die helfen

Fieber hat eine wichtige Abwehrfunktion (siehe auch Seite 44). Es sollte deshalb nicht grundsätzlich unterdrückt werden. Steigt die Körpertemperatur Ihres Babys jedoch über 39 °C, können Sie mit den folgenden Hausmitteln versuchen, das Fieber zu senken.

Oberkörperwaschung

Sie können bei Fieber eine Waschung durchführen, am besten eignet sich eine Oberkörperwaschung (Anleitung siehe Seite 24). Ihr Baby bleibt im Bett liegen, während Sie es mit einem feuchten Tuch abwaschen. Bitte baden Sie Ihr fieberndes Baby nicht: Das ist zu anstrengend.

Wadenwickel

Siehe Seite 46.

▶ Setzen Sie Wadenwickel erst bei Babys ab 6 Monaten ein!

Pulswickel

Pulswickel wirken besonders sanft gegen Fieber – und eignen sich deshalb auch schon für die Kleinsten.

Zutaten

Das brauchen Sie:

- 1 alte Windel, aus der Sie 4 Streifen (etwa 1,5 cm breit und 15 cm lang) schneiden
- 1 altes Molton-Tuch, aus dem Sie 4 Streifen schneiden (etwa 2 cm breit und 15 cm lang)
- 1 Schüssel mit lauwarmem Wasser (maximal 5 °C unter der Körpertemperatur Ihres Babys)

So wird's gemacht

▶ Tränken Sie die Windelstreifen zur Hälfte im Wasser und wringen Sie sie dann so aus, dass sie gerade nicht mehr tropfen. Wickeln Sie sie nun um die Hand- und Fußgelenke Ihres Babys: Die nasse Seite der Streifen liegt auf der Haut auf, darüber der trockene Teil. Über die Windelstreifen wickeln Sie dann noch die Molton-Streifen.

WICHTIG

Bei Fieber zum Arzt?

Liegt die Körpertemperatur Ihres Babys über 38,5 °C, so suchen Sie bitte den Kinderarzt auf. Ein fiebernder Säugling muss immer innerhalb von 24 Stunden vom Kinderarzt untersucht werden!

TIPP!

Ein Wickel für viele Gelegenheiten

Pulswickel eignen sich auch, um den Kreislauf des Kindes zu stärken, oder bei Kopfschmerzen. Bei größeren Kindern schneiden Sie die Tuchstreifen für den Wickel etwas länger zu – der gesamte Wickel sollte etwa dreimal um das Gelenk reichen.

So wird's gemacht

- Erneuern Sie die Pulswickel alle 10 Minuten, indem Sie die Stoffstreifen abnehmen, anfeuchten und wieder anlegen. Das Ganze 3-mal wiederholen.
- Messen Sie danach die Temperatur des Kindes. Wenn nötig, kann der Wickel nach 3 Stunden nochmals angelegt werden.

Was sonst noch hilft

- Achten Sie besonders darauf, dass Ihr Baby reichlich trinkt!

Vorsicht, Fieberkrampf!

Gerade Säuglinge und Kleinkinder können auf einen plötzlichen Fieberanstieg mit einem Krampf reagieren. In diesem Alter ist das Gehirn noch nicht ausgereift und kann unter Umständen den plötzlichen Temperaturanstieg nicht verarbeiten: Es reagiert deshalb schnell mit einem Fieberkrampf.

Das ist nicht unbedingt ein Grund zur Sorge: Selbst häufige Fieberkrämpfe müssen kein Hinweis auf eine Veranlagung zur Epilepsie (Fallsucht) sein.

Symptome

Ein Fieberkrampf tritt meist zu Anfang einer fieberhaften Erkrankung auf, in der Phase des Fieberanstieges.
Arme, Beine, manchmal auch die Gesichtsmuskeln des Kindes zucken, es hält den Atem an. Die Lippen verfärben sich blau, ein weiteres typisches Symptom ist starker Speichelfluss. Das Kind wird apathisch oder auch bewusstlos. Ein Fieberkrampf hält normalerweise nur wenige Minuten an.

So verläuft ein Fieberkrampf

Richtig reagieren

Falls sich ein Fieberkrampf wiederholt oder länger andauert, rufen Sie bitte sofort den Notarzt. Versuchen Sie bis zu seinem Eintreffen ruhig zu bleiben und das Kind in die stabile Seitenlage zu bringen – aber bitte nicht mit Gewalt!
Halten Sie das krampfende Kind auch auf keinen Fall fest. Versuchen Sie lediglich, die Kleidung am Hals des Kindes vorsichtig etwas zu lockern und lassen Sie es nicht allein.

Milchschorf

Häufig bilden sich trockene, gelbe, fettig glänzende Hautschuppen auf der Kopfhaut eines Babys. Dieser so genannte Gneis oder Milchschorf entsteht auf Grund überhöhter Talgproduktion bei einer Veranlagung zu fettender Haut.
Bilden sich dagegen nässende, zum Teil gerötete Hautschuppen auf der Kopfhaut Ihres Babys, ist das oft eine Frühform der Neurodermitis.

Hausmittel, die helfen

Schuppen mit Öl betupfen

Das brauchen Sie:

Zutaten

Baumwolltuch oder Wattebausch
2 bis 3 TL Olivenöl
etwas Kleie-Badezusatz

So wird's gemacht

▶ Tränken Sie das kleine Tuch oder die Watte mit dem Öl. Tupfen Sie das Olivenöl behutsam auf die Hautschuppen, bis diese ölig glänzen. Etwa 15 Minuten einwirken lassen. Lösen Sie dann die Schuppen ganz vorsichtig mit einem Tuch oder mit den Fingern ab. Waschen Sie den Kopf des Babys danach mit handwarmem Wasser und einem Spritzer Badezusatz ab.

▶ Achten Sie darauf, dass das Kind während der Anwendung nicht friert.

▶ Bei Verdacht auf Neurodermitis lassen Sie die Hautveränderung von Ihrem Kinderarzt abklären.

Windeldermatitis

Hilfe für den wunden Po

Eine Windeldermatitis entsteht meist, wenn das Baby zu lange in der vollen Windel geblieben ist. Die Haut im Windelbereich ist dann mäßig bis stark gerötet, manchmal auch mit Pusteln übersät.

Hausmittel, die helfen

Sitzbäder mit Eichenrinde, Hauttee und Kamillentee

Siehe Seite 63 und 69.

▶ Die Sitzbäder eignen sich für Babys ab der vierten Lebenswoche.

▶ Wenden Sie sie 2-mal täglich an.

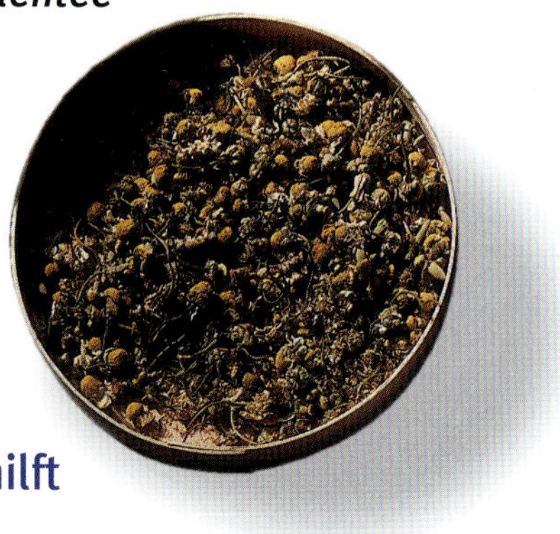

Was sonst noch hilft

Kamille wirkt nicht nur als Tee, sondern auch als Badezusatz.

▶ Oft die Windel wechseln, den Po dabei länger unbedeckt lassen.

▶ Bei starker Entzündung gehen Sie mit Ihrem Kind zum Kinderarzt: Verschriebene Heilpasten bitte nur dünn auftragen.

▶ Benutzen Sie keine Öltücher, Puder, Wollwindeln und Gummihosen.

Windelsoor

Ausschlag, Pusteln und Rötung im Windelbereich werden beim Soor durch Pilzbefall verursacht.

Das hilft

▶ Hier helfen dieselben Hausmittel wie bei Windeldermatitis. Ausnahme: keine Sitzbäder mit Kamille!
▶ Und: Ihr Kind sollte möglichst wenig Zucker zu sich nehmen!

Zahnen

Typische Probleme

Wenn die Zähne kommen, ist das für viele Babys sehr schmerzhaft. Das Zahnfleisch ist gerötet und empfindlich. Zahnen wird meist auch begleitet von Unruhe, häufigem Weinen, wundem Po und gehäuften Infekten.

Das hilft

▶ Auf einem kalten Waschlappen kauen (aus hygienischen Gründen 2-mal täglich wechseln).
▶ Auf harten Brotrinden kauen.
▶ Sie können bei Bedarf auch myrrehaltige Präparate (als Salbe, Gel oder Tinktur aus der Apotheke) auf das gerötete Zahnfleisch auftragen. Bitte wenden Sie diese Präparate aber nicht häufiger als alle vier Stunden an!

Augenentzündung

Eitrige oder schleimige Absonderungen sowie gerötete und geschwollene Bindehaut sind Symptome einer Augenentzündung. Auslöser können Bakterien oder Viren sein. Auch Zugluft reizt Babyaugen

Hausmittel, die helfen

Kochsalzlösung

Zutaten

Das brauchen Sie:
500 ml Wasser
4,5 g Salz (exakt messen!)
Pipette

So wird's gemacht

▶ Das Wasser aufkochen, das Salz darin auflösen und alles erkalten lassen. Träufeln Sie die Lösung mit einer Pipette seitlich (Richtung Nase) in das Auge. Geben Sie die Lösung 3- bis 4-mal täglich in das Auge und kochen Sie die Pipette täglich aus.

Alternative

▶ Sie können stattdessen auch einige Tropfen Muttermilch in das entzündete Auge geben.

WICHTIG

Bitte zum Kinderarzt, wenn

- die Entzündung 48 Stunden andauert
- die Lider anschwellen
- das Kind Schmerzen hat
- das Kind Kontakt zu Herpes-Patienten (mit Fieberbläschen) hatte.

Bauchschmerzen

»Bauch wehweh!« sagen viele Kinder bereits im Alter von 18 Monaten. Dabei bedeutet das jedoch nicht immer, dass ein Kind tatsächlich unter Bauchschmerzen leidet. Hier nimmt ein Kind den Schmerz oft nur wahr. Vor allem kleinere Kinder können Schmerzen noch nicht genau lokalisieren.

Hinter der »Bauchwehmeldung« können sich deshalb zahlreiche Beschwerden verbergen: von Unwohlsein (etwa wegen Anspannung, Angst oder Müdigkeit) über beginnende Infekte (wobei oft die Bauchlymphknoten anschwellen) oder Verdauungsbeschwerden bis hin zu lebensbedrohlichen Komplikationen.

Nehmen Sie daher bitte Ihr Kind immer ernst und scheuen Sie sich nicht, zum Kinderarzt zu gehen.

So helfen Sie Ihrem Kind

Versuchen Sie aber, ruhig zu bleiben – wie generell bei allen Erkrankungen Ihres Kindes. Offen gezeigte Sorge würde den kleinen Patienten nur zusätzlich belasten. Anhand begleitender Symptome können Sie oft besser einschätzen, was die Bauchschmerzen verursacht haben könnte (siehe Übersicht Seite 42 f.).

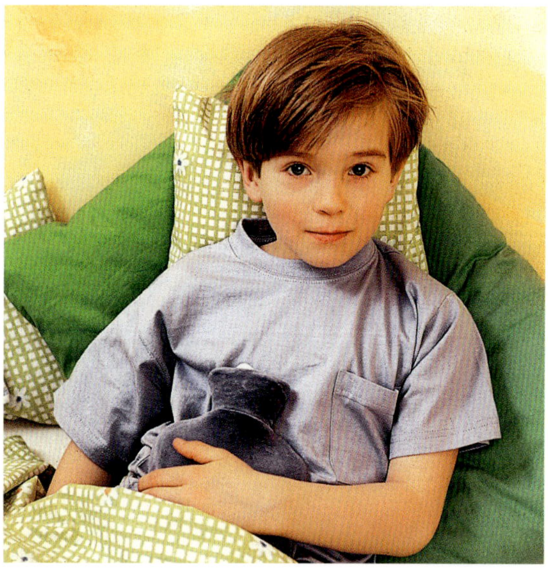

Erste Hilfe bei Bauchweh: Wärme und Trost.

Durchfall und Erbrechen

Bauchschmerzen gehen oft mit Durchfall oder Erbrechen einher. Beides müssen Sie sehr ernst nehmen, wenn Ihr Kind jünger als ein Jahr ist. Bessert sich sein Zustand nicht innerhalb von zwölf Stunden, bringen Sie Ihr Baby sofort zum Kinderarzt.

Oft verursachen Magen-Darm-Infekte Erbrechen oder Durchfall. Aber auch Nahrungsmittelunverträglichkeiten (siehe Kasten Seite 40) können sie auslösen.

Durchfall ist meist leicht zu erkennen: Der Stuhl des Kindes ist wässrig, übel riechend und grünlich-braun, oft auch schleimig-blutig. Häufig hat das Kind gleichzeitig Fieber und ist unruhig. Sehr oft tritt der Durchfall gemeinsam mit Erbrechen auf.

Hausmittel, die helfen

▶ Wenn Ihr Kind noch gestillt wird, stillen Sie unbedingt weiter.
▶ Verschreibt Ihr Kinderarzt Elektrolytlösung, geben Sie diese nach ärztlicher Anweisung. Außerdem helfen die folgenden Hausmittel.

Durchfalltee aus trockenen Heidelbeeren

Das brauchen Sie:

Zutaten

1 gehäuften TL getrocknete Heidelbeeren
250 ml Wasser

Heilmittel, die Kinder mögen: Heidelbeeren.

▶ Die Heidelbeeren 10 Minuten im Wasser kochen, abkühlen lassen und danach abseihen.
▶ Geben Sie alle 5 Minuten einen Teelöffel davon. Größere Kinder können die Beeren kauen und den Tee schluckweise trinken.

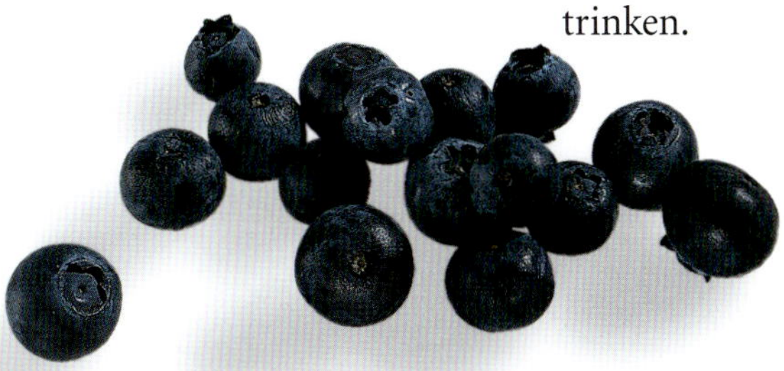

Durchfalltee aus Brombeerblättern

Das brauchen Sie:

Zutaten

1 TL Brombeerblätter
250 ml siedendes Wasser

So wird's gemacht

▶ Übergießen Sie die Brombeerblätter mit dem kochenden Wasser. Dann abdecken und 10 Minuten lang ziehen lassen. Anschließend abgießen.
▶ Geben Sie Ihrem Kind alle 5 Minuten 3 bis 5 Teelöffel, oder lassen Sie es den Tee schluckweise trinken.

Durchfalldiät mit Karotten-Reisschleim

ab 1 Jahr, vorher nur nach Rücksprache mit dem Kinderarzt

Das brauchen Sie:

80 g geschälten Reis
3 Tassen Wasser
Haushaltssieb
1 kleines Gläschen pürierte Frühkarotten
1 Prise Salz

So wird's gemacht

▶ Geben Sie den Reis in das Wasser, lassen Sie ihn aufkochen und bei leichter Hitze etwa 35 bis 40 Minuten köcheln. Dann pürieren oder durch ein Sieb passieren. Schließlich fügen Sie das Salz und das Karottenmus hinzu.
▶ Geben Sie Ihrem Kind 3- bis 5-mal täglich eine kleine Portion von dem Reis zu essen (jeweils etwa 3 bis 5 Esslöffel voll).

Bauchweh-Kompresse

Zutaten

Das brauchen Sie:
1 Tasse Kamillentee zubereiten (siehe Seite 28)
2 große Taschentücher
etwas Watte
Frotteehandtuch
Wollschal

So wird's gemacht

▶ Wickeln Sie die Watte in ein Taschentuch, so dass ein Päckchen entsteht. Dieses sollte etwa 10 cm breit sein und so lang, dass es den Bauch des Kindes der Länge nach bedeckt. Tränken Sie das andere Taschentuch im heißen Kamillentee, wringen Sie es leicht aus, so dass es noch sehr feucht ist, aber nicht tropft. Falten Sie das Tuch längs und legen Sie es auf den Bauch. Es sollte so warm sein, wie es Ihrem Kind angenehm ist. Legen Sie das Wattepäckchen darüber. Wickeln Sie das Handtuch und schließlich auch noch den Wollschal darüber, um die Kompresse zu fixieren. Um die Wirkung zu verstärken, können Sie bei Kindern ab 2 Jahren eine Wärmflasche auf die Kompresse legen.

▶ Legen Sie die Bauchweh-Kompresse 3- bis 4-mal täglich an.

Bauchkompresse mit Kümmelöl

Zutaten

Das brauchen Sie:
Schale mit heißem Wasser
2 große Taschentücher
etwas Watte
einige Tropfen Kümmelöl
Frotteehandtuch, Wollschal

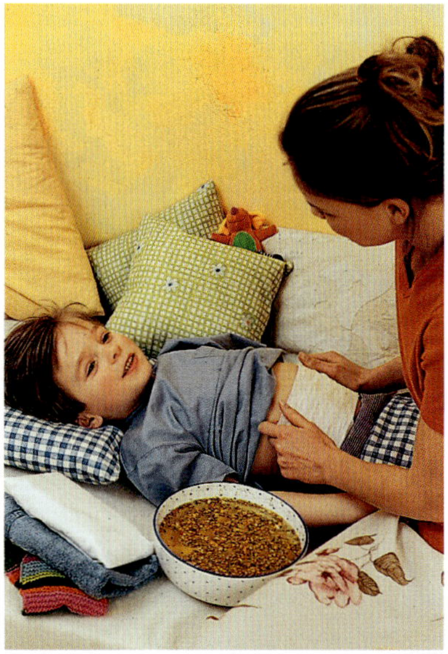

Zuerst legen Sie das in Kamillentee getränkte Tuch auf.

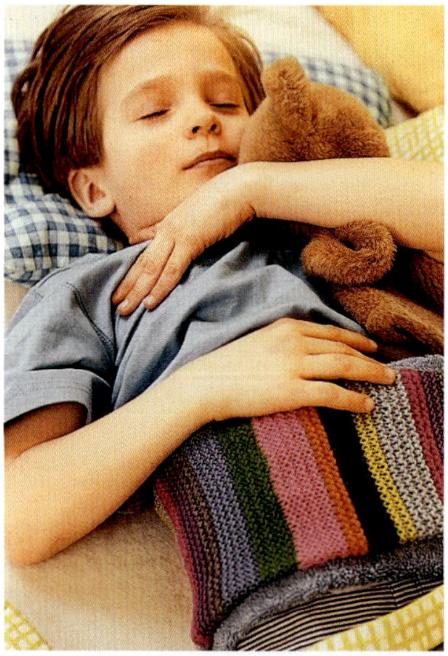

Die Kompresse kann so lange auf dem Bauch bleiben, wie es Ihrem Kind angenehm ist.

WICHTIG

Bei Durchfall oder Erbrechen zum Kinderarzt?

Oft können Durchfall und Erbrechen bei Kindern mit Hausmitteln erfolgreich gelindert werden. In einigen Fällen müssen Sie Ihr Kind jedoch sofort zum Arzt bringen:

- Wenn ein Neugeborenes unter Durchfall oder Erbrechen leidet
- Wenn Ihr Kind über eine Stunde hinweg ständig erbricht
- Wenn Ihr Kind nach Aceton riecht (ein Geruch, der dem von Nagellackentferner ähnelt). In diesem Fall mehrmals etwas warmes Wasser oder Tee geben, in dem Sie 1 TL Traubenzucker aufgelöst haben
- Wenn beim Kleinkind innerhalb eines Tages keine Besserung eintritt und/oder es 5 Prozent seines Gewichts verloren hat

▶ Bereiten Sie ein Wattepäckchen vor und feuchten Sie das andere Taschentuch im Wasser an, wie beim Wickel links beschrieben. Träufeln Sie etwas Kümmelöl neben den Nabel und massieren Sie es mit sanft kreisenden Bewegungen (im Uhrzeigersinn) ein. Vervollständigen Sie den Wickel wie bei der Bauchweh-Kompresse beschrieben.

▶ 3- bis 4-mal täglich anwenden.

Massage mit Kümmelöl

Sie können auch etwas Kümmelöl sanft auf dem schmerzenden Bäuchlein verreiben. Geben Sie dafür wenige Tropfen Öl auf Ihre (warmen!) Hände und massieren Sie in kreisenden Bewegungen im Uhrzeigersinn sanft um den Nabel herum.

Was sonst noch hilft

Den Magen schonen

Wenn Durchfall oder Erbrechen langsam wieder nachlassen, können Sie folgende Hausmittel einsetzen, um den Zustand Ihres Kindes wieder zu stabilisieren:

▶ Magen-Darm-Tee mit Kümmel (siehe Seite 28).

▶ Ersetzen Sie verloren gegangene Nährstoffe schonend, indem Sie vorsichtig mit dem Nahrungsaufbau beginnen. Dafür eignen sich Kartoffelbrei ohne Fettzugabe, Reisschleim, geriebener Apfel, Salzstangen, zerdrückte Banane, Zwieback, Knäckebrot ohne Belag, magere Fleischbrühe mit Nudeln oder Reis und Toast.

Übelkeit

Mögliche Ursachen

Ein beginnender Magen-Darm-Infekt kann ebenso Übelkeit auslösen wie Nahrungsmittelunverträglichkeiten (siehe Kasten Seite 40), falsche Ernährung, verdorbene Lebensmittel oder eine Fahrt (siehe Reiseübelkeit, Seite 38). Übelkeit kann auch bei Allgemeinerkrankungen auftreten. Versuchen Sie die Ursache herauszufinden und lassen Sie den kleinen Patienten am besten zuerst einmal »ausnüchtern«: Kinder handeln meist instinktiv richtig, indem sie das Essen verweigern. Achten Sie aber darauf, dass Ihr Kind wenigstens schluckweise trinkt! Erbricht das Kind innerhalb einer Stunde mehrmals, wirkt es apathisch oder bekommt es hohes Fieber, bringen Sie es bitte sofort zum Kinderarzt.

Hausmittel, die helfen

Magen-Darm-Tee aus trockenen Heidelbeeren oder Fencheltee

Siehe Seite 35 und 28.

▶ Immer wieder schluckweise kühl trinken lassen.

Ingwer-Getränk

Zutaten

Das brauchen Sie:

1 Stück frische Ingwer-Wurzel (ca. 5 cm lang)
1 l Wasser

So wird's gemacht

▶ Den Ingwer schälen, fein reiben, mit kochendem Wasser übergießen, 10 Minuten ziehen lassen und durch ein Teesieb abgießen. Bei Bedarf mit etwas Honig abschmecken.

▶ Lassen Sie Ihr Kind das Getränk immer wieder schluckweise kühl trinken.

Reiseübelkeit

Mit Kinder unterwegs zu sein ist oft gar nicht so einfach: Vor allem Kleinere plagt häufig Reiseübelkeit. Wechselndes Bremsen und Beschleunigen irritiert den Gleichgewichtssinn. Außerdem quält das lange Stillsitzen.
Die »Reisekrankheit« zeigt sich durch Übelkeit, Blässe, Erbrechen, Schwindelgefühle und kalten Schweiß während einer Fahrt.

Hausmittel, die helfen

Häufige Pausen sind bei längeren Autofahrten mit Kindern unbedingt nötig!

Soforthilfe mit Ingwer

▶ Lassen Sie Ihr Kind eine getrocknete Ingwer-Wurzel knabbern (in gut sortierten Obstgeschäften, im Bioladen oder im Reformhaus erhältlich) oder ver-

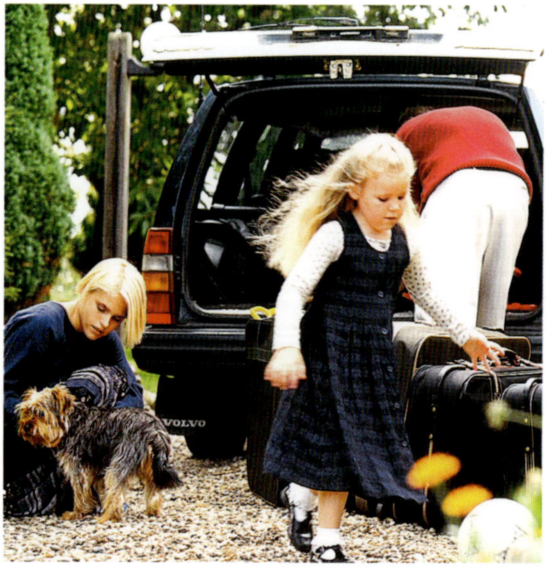

reiben Sie etwas Ingwer am Unterarm des Kindes. Ritzen Sie dafür die Wurzel mit scharfem Messer an und reiben Sie sie über die Innenseite der Unterarme.

Ingwer-Getränk

Auch unterwegs hilfreich

Siehe Seite 38.

- Vor Reiseantritt eine Tasse des Aufgusses kühl trinken. Nehmen Sie auch etwas davon mit auf die Fahrt und lassen Sie Ihr Kind immer wieder schluckweise davon trinken.

Petersilienkompresse

Zutaten

Das brauchen Sie:
Mullwindel oder Leinentuch (etwa 30 x 30 cm)
1 Bund frische Petersilie
Klebeband

So wird's gemacht

- Petersilie kurz vor Reiseantritt grob hacken, im Tuch zu einem festen, prallen Päckchen (etwa 10 x 10 cm) wickeln und mit Klebeband fixieren.
- Vor dem Angurten auf die Brust des Kindes legen.

Was sonst noch hilft

- Machen Sie alle zwei Stunden eine Pause. Lassen Sie Ihr Kind während der Fahrt keine Bücher anschauen oder lesen, sondern aus dem Fenster nach vorn sehen.
- Lassen Sie Ihr Kind Fencheltee oder stilles Wasser trinken, bitte keine Getränke mit Kohlensäure.
- Als Snack eignen sich Kekse, Salzstangen oder Weißbrot – keine Süßigkeiten.

Verstopfung

Tritt oft bei Ernährungsfehlern, bei hungernden Säuglingen oder als Begleitsymptom einer Magen-Darm-Erkrankung auf.
Ihr Kind leidet eventuell unter einer Verstopfung, wenn es vier oder mehr Tage keinen Stuhlgang hat. Auch harter Stuhl oder Bauchschmerzen können Symptome einer Verstopfung sein.

Bei Stillbabys ist alles anders

Achtung: Für voll gestillte Säuglinge gilt das nicht. Diese können durchaus einmal zehn Tage keinen Stuhlgang haben – und fühlen sich trotzdem pudelwohl.

Hausmittel, die helfen

Backpflaumen

ab 2 Jahren

- 2 bis 3 Backpflaumen über Nacht in Leitungswasser einweichen. Ihr Kind soll diese dann vor dem Frühstück langsam kauend essen.

Aufsteigendes Fußbad

- Siehe Seite 51.
- Einmal täglich durchführen.

Einlauf

Bitte nur im Notfall durchführen! Lassen Sie bei hartnäckiger Verstopfung vom Kinderarzt krankhafte Ursachen ausschließen.

Zutaten

Das brauchen Sie:
Kleinkind: 150 ml abgekochtes Wasser, 3 Messerspitzen Kochsalz
Schulkind: 300 ml abgekochtes Wasser, 6 Messerspitzen Kochsalz
Gummiklistier, etwas Vaseline

So wird's gemacht

▶ Salz in das lauwarme Wasser rühren, ein Gummiklistier (aus der Apotheke) damit füllen. Die Spitze des Klistiers mit Fettcreme oder Vaseline einreiben. Das Kind liegt am besten seitlich mit angezogenen Beinen, während Sie die Spitze des Klistiers behutsam in den After des Kindes einführen. Nun das Klistier zügig entleeren.
▶ Danach das Kind zur Toilette gehen lassen.

Was sonst noch hilft

▶ Achten Sie auf ballaststoffreiche Ernährung (siehe Seite 86).
▶ Einmal täglich 15 bis 20 Tropfen Olivenöl in das Essen rühren oder pur geben (auch für Babys).
▶ Einen Teelöffel Milchzucker in ein Getränk (Tee, Saft) geben.
▶ Leinsamen (z. B. in Joghurt verrührt) essen lassen, dazu unbedingt viel zu trinken geben.

WICHTIG

Nahrungsmittelunverträglichkeit

Hinter diesem Begriff verbergen sich verschiedene Krankheitsbilder: die klassische Nahrungsmittelallergie, die Nahrungsmittelintoleranz (Kuhmilch kann zum Beispiel nicht vollständig verdaut werden), Zöliakie (eine Immunreaktion gegen Weizenkleber zerstört die Darmschleimhaut) und andere. Meist reagieren dabei die Schleimhäute des Verdauungstraktes auf ein Allergen. Oft ist die Diagnose schwierig, da die Reaktion manchmal erst Stunden oder Tage nach Kontakt mit dem Allergen erfolgt. Bei Verdacht auf Nahrungsmittelunverträglichkeit muss über Wochen konsequent notiert werden, was das Kind (bei gestillten Kindern auch die Mutter!) zu sich genommen hat. Eine spezielle Auslass- oder Suchdiät darf nur unter ärztlicher Aufsicht durchgeführt werden.

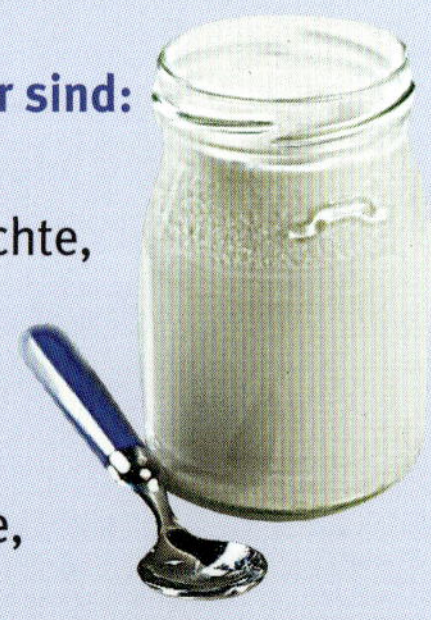

Typische Allergieauslöser sind:
Nüsse, Milch(produkte), Hühnerei, Fisch, Zitrusfrüchte, Konservierungsstoffe

Häufige Symptome:
Erbrechen, Durchfall, Gewichtsabnahme, Blässe, Quaddelsucht, Ekzeme

Beste Allergieprophylaxe:
Stillen Sie Ihr Kind möglichst 6 Monate lang voll.

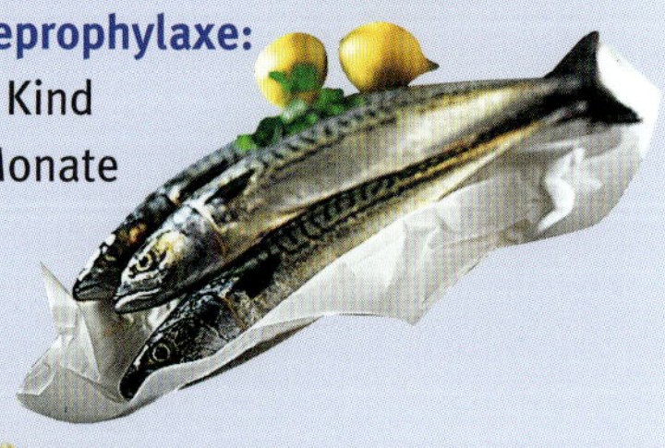

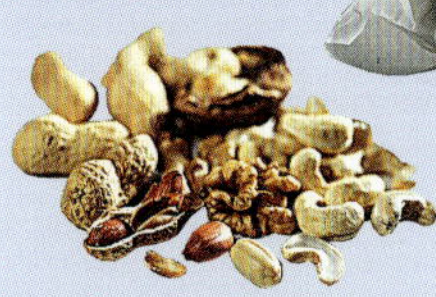

Blasenentzündung

Infekte der Harnwege (Blase, Harnröhre und -leiter) kommen bei Kleinkindern häufig vor: Bakterien können schnell über die noch sehr kurze Harnröhre zur Blase aufsteigen. Wenn Ihr Kind noch Windeln trägt, sollten Sie »große Geschäfte« immer schnell entfernen, sonst vermehren sich unliebsame Bakterien rasch. Bei Kleinkindern können Beschwerden wie Fieber, Erbrechen oder Bauchweh auf eine Blasenentzündung hinweisen – oder ein Kind, das schon trocken war, nässt plötzlich wieder ein.

Blasenentzündung erkennen

Bei älteren Kindern gehören Fieber, brennender Schmerz beim Wasserlassen, Harndrang, blutiger oder dunkler Urin sowie Schmerzen im Leistenbereich zu den typischen Symptomen.

Hausmittel, die helfen

Blasen- und Nierentee mit Birkenblättern

Zutaten

Das brauchen Sie:
30 g Birkenblätter
20 g Hagebutten
10 g Melissenblätter
150 ml siedendes Wasser

So wird's gemacht

▶ Übergießen Sie 2 Teelöffel dieser Mischung mit dem Wasser und lassen Sie alles 15 Minuten abgedeckt ziehen. Dann durch ein Teesieb abseihen.
▶ Geben Sie Ihrem Kind 3- bis 4-mal täglich eine Tasse davon.

Blasen- und Nierentee mit Hauhechelwurzel

Das brauchen Sie:
20 g Birkenblätter
20 g Goldrutenkraut
25 g Hauhechelwurzel
25 g Orthosiphonblätter
6 g Fenchelfrüchte
5 g Rotes Sandelholz
150 ml Wasser

So wird's gemacht

▶ 2 bis 3 TL der Mischung mit siedendem Wasser übergießen, abdecken und 15 Minuten ziehen lassen. Dann abseihen.
▶ 2- bis 3-mal täglich eine Tasse geben.

Was sonst noch hilft

▶ Das kranke Kind sollte sich schonen, am besten ist Bettruhe!
▶ Lassen Sie Ihr Kind unbedingt reichlich trinken.

WICHTIG

Beschwerden ernst nehmen

Bei Verdacht auf Blasenentzündung gehen Sie immer mit Ihrem Kind zum Kinderarzt! Es kann dabei zur aufsteigenden Nierenentzündung kommen (Alarmsymptom: Flankenschmerz).

Checkliste Bauchschmerzen

Die folgende Übersicht hilft Ihnen, die Ursachen zu erkennen, wenn Ihr Kind unter Bauchweh leidet. Gehen Sie jedoch bei chronischen Bauchschmerzen immer möglichst schnell mit Ihrem Kind zum Kinderarzt!

	Symptome	Typische Begleit-symptome	Besonderheiten ! Wichtig	Mögliche Ursachen	Weitere Informationen
Bauchschmerzen ohne Fieber	Säugling: unruhig, schreit nach dem Trinken Kind: klagt über Bauchschmerzen	aufgeblähter Bauch, Winde gehen ab	tritt sehr oft in den ersten Lebensmonaten auf	Blähungen	Seite 27 f.
	anfallartige Schmerzen im Nabelbereich	weicher Bauch, Schmerz dauert oft nur wenige Minuten, maximal 2 Stunden	tritt in den ersten Lebensmonaten auf (so genannte Dreimonatskoliken), bei sensiblen Kindern auch oft zwischen dem 4. und 12. Lebensjahr	Nabelkoliken	Seite 29
	diffuser Bauchschmerz im Nabelbereich	Infektion der Atemwege; weicher Bauch (keine Verhärtung oder Ausbuchtung)	! Kinderarzt aufsuchen	entzündete Bauchlymphknoten im Zusammenhang mit Infektion	Seite 50 ff.
	Bauchschmerzen nach dem Essen; Säugling schreit viel	(blutiger) Durchfall, Blähungen, Erbrechen, Gedeihstörung, Schnupfen	! Kinderarzt aufsuchen	Nahrungsmittelallergie oder Nahrungsmittelunverträglichkeit	Seite 40
	Bauchschmerzen, auch krampfartig	harter Bauch, kein oder fester Stuhlgang		Verstopfung	Seite 39 f.
	krampfartige Bauchschmerzen	Durchfall, Übelkeit, Erbrechen	! Wenn Beschwerden sehr heftig sind und/oder länger als 24 Stunden anhalten: Kinderarzt aufsuchen	Magen-Darm-Infekt	

Checkliste Bauchschmerzen

Symptome	Typische Begleit-symptome	Besonder-heiten ! Wichtig	Mögliche Ursachen	Weitere Informationen	
krampfartige Bauch-schmerzen	Durchfall, Übelkeit, Erbrechen	! Beschwerden sind sehr heftig und/oder halten länger als 24 Stunden an: Kinderarzt aufsuchen	Magen-Darm-Infekt	Seite 50	Bauchschmerzen mit Fieber
plötzliche, starke Bauchschmerzen	Husten, Beschwerden beim Ein- und/oder Ausatmen, Atemnot	! Kinderarzt aufsuchen oder Notarzt rufen (bei sehr starker Atemnot)	Lungenentzündung	Erkältungssymptome Seite 50 ff., Fieber Seite 44 ff.	Bauchschmerzen mit Fieber
krampfartige Bauch-schmerzen beim Wasserlassen	Schmerzen im Unterbauch, häufiges Wasserlassen, Urin ist trüb, möglicherweise verfärbt	! Kinderarzt aufsuchen	Blasen- oder Harnwegsinfektion	Seite 40, 41	Bauchschmerzen mit Fieber
diffuse Bauch-schmerzen, die sich möglicherweise immer mehr im rechten Unterbauch konzentrieren	druckempfindlicher Bauch, besonders rechter Unterbauch, Übelkeit, Erbrechen, auch Durchfall oder Verstopfung, Kind zieht rechtes Bein hoch	! Kinderarzt aufsuchen; bei plötzlichen, kolikartigen Beschwerden mit anschließendem Schock (Blässe, kalter Schweiß, Bewusstseinstrübung) Notarzt rufen oder in die Klinik	Blinddarmentzündung		Bauchschmerzen mit Fieber
Bauchschmerzen	Auswölbung im Leistenbereich	! Kinderarzt aufsuchen; wenn sich der Bruch nicht vorsichtig zurückschieben lässt: sofort Notarzt rufen oder Klinik aufsuchen	Leistenbruch		Bauchschmerzen mit lebensbedrohlichen Komplikationen
sehr starke, kolik-artige Bauchschmerzen, dazwischen schmerzfreie Phasen	Übelkeit, Erbrechen, kalter Schweiß, Blässe, Kind schreit; eventuell auch Durchfall mit Blut oder Schleim, Schock	! sofort Notarzt rufen und in die Kinderklinik bringen lassen	Darmeinstülpung oder Darmverschluss		Bauchschmerzen mit lebensbedrohlichen Komplikationen

Fieber

Fieber ist keine Krankheit, sondern ein Symptom. Die Höhe des Fiebers sagt dabei nicht unbedingt immer, wie schwer ein Kind wirklich erkrankt ist: Manche Kinder fiebern bei leichten Infekten schon hoch, andere selbst bei schweren Erkrankungen nur mäßig. Auch Herumtoben, zu warme Kleidung und mangelnde Flüssigkeitsaufnahme kann zu einer Erhöhung der Körpertemperatur führen.

Mögliche Ursachen

Fieber als »Gesundheitspolizei«

Fieber hat viele positive Aspekte. Es heizt ungebetenen Gästen – zum Beispiel Bakterien und Viren – ordentlich ein. Der Stoffwechsel wird angeregt, Abwehrstoffe werden vermehrt produziert und Krankheitserreger unschädlich gemacht.

Die Temperatur beobachten, aber nicht sofort senken

Es ist deshalb grundsätzlich sinnvoll, Fieber bis zu einer gewissen Grenze gewähren zu lassen. Senkt man es nämlich immer sofort, können Krankheitserreger nicht ausreichend bekämpft werden. Das Unterdrücken des Fiebers würde damit einen Rückfall begünstigen.

Aktiv trotz hohem Fieber?

Manchmal kann man sich nur wundern, wie locker gerade Kleinkinder Fieber »wegzustecken« scheinen: Noch bei einer Körpertemperatur von 39 °C düsen sie rasant mit ihrem Rutschauto durchs Wohnzimmer.

Fieber nicht ignorieren

Trotz anhaltend hohem Fieber, meist im Zusammenhang mit grippalen Infekten, fühlt sich ein Kind oft recht gut. Versuchen Sie dennoch, seinen Tatendrang zu bremsen, und widerstehen Sie der Versuchung, »mal kurz« mit dem Kind nach draußen zu gehen (Ausnahme: Besuch beim Kinderarzt). Ihr Kind braucht Schonung! Entspannung, ruhige Beschäftigung und Schlaf sind wichtig (siehe Seite 47).

WICHTIG

Ab wann Fieber senken?

Bitte senken Sie Fieber bei Ihrem Kind

- ab einer Körpertemperatur von 39,5 °C
- ab einer Körpertemperatur von 39,0 °C, wenn das Kind einen kranken Eindruck macht und schlecht trinkt
- ab 38,5 °C bei Babys oder falls Ihr Kind schon einmal einen Fieberkrampf hatte.

Wenn Ihr Kind unter schleichenden Infektionen (etwa einer Blasen- oder Nebenhöhlenentzündung) leidet, tritt das Fieber oft phasenweise auf: Die Temperatur ist morgens niedrig und steigt im Laufe des Tages an. Das Kind ist schlapp und fühlt sich krank. Auch in diesem Fall ist Schonung oberstes Gebot. Gehen Sie mit dem Kind zum Kinderarzt.

Stress beim Messen?

Alle Eltern kennen das Drama: Nicht nur, dass einem kranken Kind meist sowieso schon die kleinste Berührung zu viel ist – zu allem Überfluss muss nun auch noch Fieber gemessen werden. Am besten messen Sie bei Säuglingen und Kleinkindern mit einem Digital-Fieberthermometer im Po. Bestreichen Sie dazu die Spitze des Thermometers mit etwas Babycreme.

Tipps: So lenken Sie vom Messen ab

Ein kleines Spielzeug, das nur beim Fiebermessen zum Einsatz kommt, lenkt Ihr Kind vom unangenehmen Messen ab. Lässt es sich absolut nicht beruhigen, lassen Sie das Messen und warten einige Minuten. In dieser Zeit beruhigen und trösten Sie Ihr Kind. Ideal ist es, wenn ein zweiter Erwachsener oder ein größeres Geschwisterkind den kleinen Patienten ablenkt, während Sie einen weiteren Messversuch starten.

Wie oft Fieber messen?

Es reicht völlig, wenn Sie etwa alle vier Stunden die Körpertemperatur Ihres kranken Kindes kontrollieren! Häufiger messen Sie nur in folgenden Fällen:

- Sie haben das Gefühl, Ihrem Kind geht es schlechter.
- Ihr Kind fiebert über 40 °C (in diesem Fall bitte stündlich messen).
- Sie möchten den Erfolg fiebersenkender Medikamente oder von Anwendungen kontrollieren.

Waschungen sind ein sehr effektives Mittel gegen Fieber.

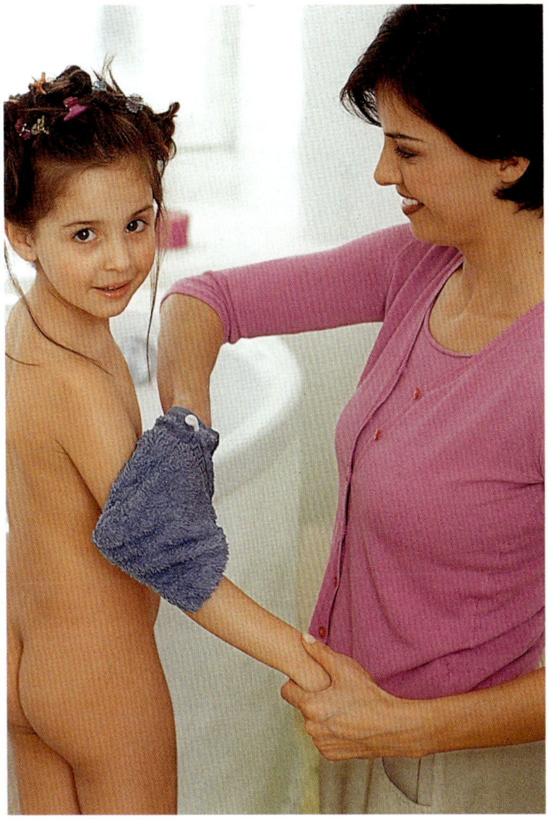

Hausmittel, die helfen

Wenn Waschungen und Wadenwickel nicht helfen, geben Sie Ihrem Kind ein Paracetamol-Zäpfchen und bringen es zum Arzt.

Holunderblütentee

Das brauchen Sie:
1 TL Holunderblüten
250 ml siedendes Wasser

Ein Klassiker unter den Hausmitteln: Wadenwickel. Feuchten Sie dafür zuerst die Innentücher an.

- Holunderblüten mit kochendem Wasser übergießen, 10 Minuten ziehen lassen, abgießen.
- Lassen Sie Ihr Kind im Laufe des Tages 3 bis 5 Tassen trinken.
- Variante: Ein Glas Holunderbeersaft mit einer Messerspitze Honig süßen (erst ab 1 Jahr).

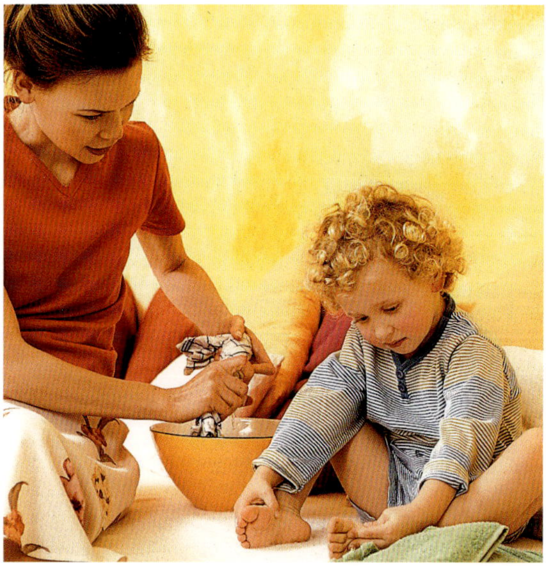

Lindenblütentee

Bei Fieberanstieg: Tee

Das brauchen Sie:
1 TL Lindenblüten
250 ml siedendes Wasser

- Lindenblüten mit kochendem Wasser übergießen, 5 Minuten ziehen lassen und dann abgießen.
- 3 bis 5 Tassen täglich geben.

Wadenwickel

In der Fieberphase: Wickel und Waschungen

Das sollten Sie beachten:
- Bei Babys unter 6 Monaten statt der Wadenwickel Pulswickel anlegen (siehe Seite 30 f.).
- Wadenwickel bitte nur anlegen, wenn der Körper des Kindes warm ist. Sind Hände oder Füße kalt, erwärmen Sie diese zuerst mit einem aufsteigenden Arm- oder Fußbad (Seite 51) oder mit der Wärmflasche.
- Wechseln Sie die Innentücher nach jedem Wickelvorgang.
- Entfernen Sie die Tücher, bevor sie trocken sind. Nur nasse Wickel kühlen – trockene dagegen wärmen!

Zutaten

Das brauchen Sie:
2 Leinentücher (Geschirrtücher)
2 Frotteehandtücher
Schüssel mit lauwarmem Wasser (je kleiner das Kind, desto wärmer sollte das Wasser sein, jedoch maximal 5 °C unter der Körpertemperatur!)

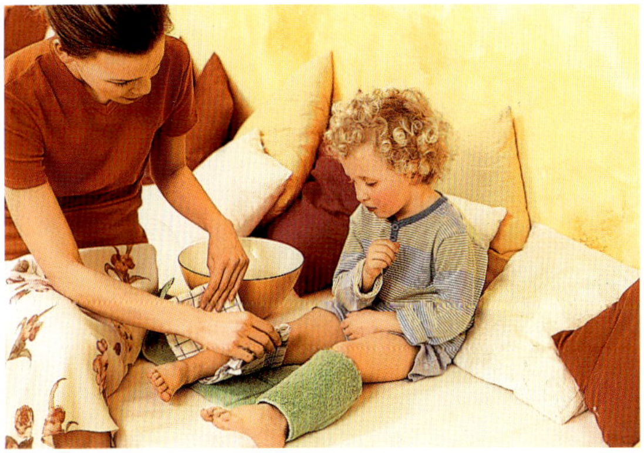

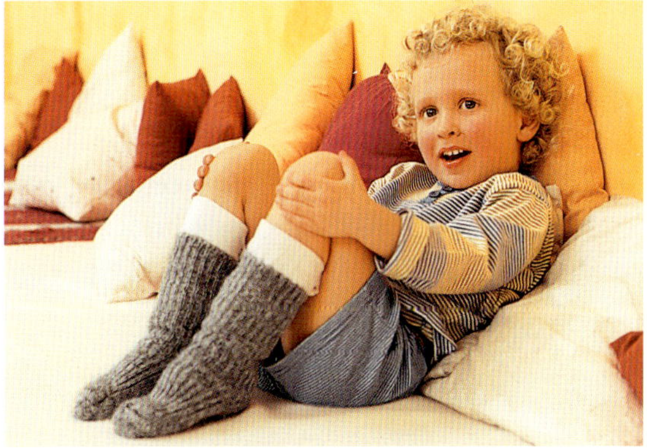

Die feuchten Innentücher müssen faltenfrei auf der Haut liegen.

▶ Leinentücher tränken und so auswringen, dass sie gerade nicht mehr tropfen, und längs falten. Achten Sie darauf, dass das Tuch glatt auf der Haut liegt. Die Unterschenkel des Kindes am Fußgelenk beginnend bis unters Knie einwickeln und ein Handtuch darüber legen.

▶ Den Wickel nach 15 Minuten abnehmen, Fieber messen, wenn nötig, nochmals 15 Minuten anlegen. Ist das Fieber 30 Minuten nach Anlegen des Wickels nicht gesunken, geben Sie ein Zäpfchen und fragen Ihren Arzt um Rat.

Wadenwickel erst ab 6 Monaten anwenden

▶ Bei Kleinkindern können Sie statt der äußeren Handtücher auch Baumwollsocken verwenden.

Ganzkörperwaschung

Siehe Seite 25.

▶ Solange es Ihrem Kind angenehm ist, alle 30 Minuten, bis Besserung eintritt.

Zitronentrunk

Das brauchen Sie:
1 Zitrone
125 ml trinkwarmes Wasser
1/2 TL Honig

▶ Die Zitrone auspressen, den Saft mit dem Wasser mischen und mit Honig süßen.

▶ Geben Sie Ihrem Kind bis zu 2 Tassen pro Tag.

Bei kleinen Kindern fixieren Sie die Wickel am besten mit dicken Socken.

Was sonst noch hilft

▶ Ihr Kind sollte viel schlafen, um Kraft zu tanken.

▶ Achten Sie darauf, dass es viel trinkt (vor allem Tee und Mineralwasser)!

▶ Bieten Sie Ihrem Kind nur leichte Kost an, zum Beispiel Obst, Gemüsebrühe, helles Brot.

▶ Ziehen Sie das fiebernde Kind nicht zu warm an und wechseln Sie die verschwitzte Wäsche immer wieder.

Checkliste Fieber

Hier einige Anhaltspunkte, wie die Körpertemperatur des Kindes einzuschätzen ist – und was Sie jeweils tun sollten.

- 36,1 bis 37,8 °C; Normalwert
- 37,5 bis 38,0 °C; erhöhte Temperatur: Verlauf kontrollieren, viel trinken lassen
- 38,1 bis 39,0 °C; mäßiges Fieber: Weitere Symptome beachten, Arzt befragen
- 39,1 bis 41,0 °C; hohes Fieber: Fieber senken, Arzt aufsuchen
- ab 41,1 °C; kritisches Fieber: Sofort Arzt oder Notarzt rufen!

Die folgende Checkliste bietet nur Anhaltspunkte – wenn Sie sich unsicher fühlen, fragen Sie bitte grundsätzlich Ihren Kinderarzt um Rat!

	Symptome	Typische Begleitsymptome	Besonderheiten ! Wichtig	Mögliche Ursachen	Weitere Informationen
Fieber mit Erkältungssymptomen	Fieber mit Schnupfen	Schmerzen an der Stirn, zwischen den Augen und an den Wangenknochen		Nasennebenhöhlenentzündung	Seite 53 f.
	Fieber mit Husten	Husten mit Begleitgeräuschen, nachts und im Liegen verschlimmert sich Husten, Hustenreiz führt zu Erbrechen	das Kind ist müde und gereizt, auch vom Schlafmangel	Bronchitis, Asthma bronchiale	Seite 57 f.
	Fieber mit Halsschmerzen	Schnupfen, Schluckbeschwerden, geschwollene Lymphknoten im Halsbereich		grippaler Infekt, Halsentzündung	Erkältungssymptome Seite 50 ff., Fieber Seite 44 ff.
	Fieber mit Ohrenschmerzen	Schnupfen	Ohrenschmerzen während einer Erkältung: wahrscheinlich Tubenkatarrh, nach einer Erkältung: oft Mittelohrentzündung	Tubenkatarrh, Mittelohrentzündung	Seite 60
	Fieber mit Bauchschmerzen	Erbrechen, Durchfall, Übelkeit	bei Beschwerden beim Wasserlassen Verdacht auf Blasenentzündung	Magen-Darm-Infektion, Blasenentzündung, Infektion der Atemorgane	Seite 41

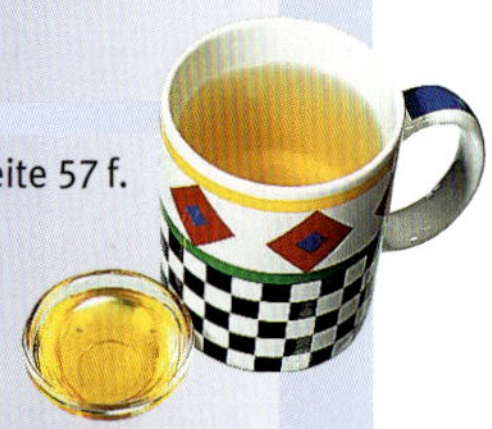

Checkliste Fieber

Symptome	Typische Begleit-Symptome	Besonderheiten ! Wichtig	Mögliche Ursachen	Weitere Informationen	
Fieber mit hellrotem, fein geflecktem Ausschlag	Schnupfen, eventuell geschwollene Nackenlymphknoten	! bitte zum Kinderarzt	Röteln	Erkältungssymptome Seite 50 ff., Fieber Seite 44 ff.	Fieber mit Ausschlag
mäßiges bis hohes Fieber und rote Flecken mit rascher Bläschenbildung	starker Juckreiz, wassergefüllte Bläschen, die verkrusten	! bitte zum Kinderarzt	Windpocken	Fieber Seite 44 ff.	Fieber mit Ausschlag
mäßiges bis hohes Fieber, rötlicher Ausschlag, der sich vom Kopf aus über den Körper ausbreitet	Erkältungserscheinungen, gereizte, gerötete Augen, weißliche Flecken auf der Mundschleimhaut	! bitte zum Kinderarzt	Masern	Erkältungssymptome Seite 50 ff., Fieber Seite 44 ff.	Fieber mit Ausschlag
hohes, plötzlich einsetzendes Fieber, Rachenentzündung, später kleinfleckiger Ausschlag vorwiegend in Leistenbeugen	starke Halsschmerzen, Schluckbeschwerden, belegte Zunge, die sich himbeerrot verfärbt (Erdbeerzunge)	! bitte zum Kinderarzt	Scharlach	Erkältungssymptome Seite 50 ff., Fieber Seite 44 ff.	Fieber mit Ausschlag
hohes, plötzlich einsetzendes Fieber, kleinfleckiger Ausschlag nach etwa 2 bis 3 Tagen	Kind fühlt sich recht wohl, trotz des hohen Fiebers	! bitte trotzdem zum Kinderarzt, um andere Krankheiten ausschließen zu lassen	Dreitagefieber	Erkältungssymptome Seite 50 ff., Fieber Seite 44 ff.	Fieber mit Ausschlag
Atemnot	starker Halsschmerz, Heiserkeit, röchelnde Atmung	! unbedingt den Notarzt rufen!	Entzündung des Kehlkopfdeckels		Hohes Fieber mit Komplikationen
hohes Fieber, Husten, flache Atmung, Atmung erschwert und deutlich hörbar	Bauchschmerzen, Kind wirkt schlapp, möglicherweise apathisch	eventuell ist eine Erkältung oder Bronchitis vorausgegangen; ! bei Verdacht sofort Arzt benachrichtigen	Lungenentzündung	Erkältungssymptome Seite 50 ff., Fieber Seite 44 ff.	Hohes Fieber mit Komplikationen
hohes Fieber, Kopfschmerzen	Übelkeit, Erbrechen, Nackensteife, Benommenheit	wahrscheinlich vorangegangene Erkältung oder Infektion; ! bei Verdacht sofort Arzt benachrichtigen	Gehirnhautentzündung	Erkältungssymptome Seite 50 ff., Fieber Seite 44 ff.	Hohes Fieber mit Komplikationen

Husten, Schnupfen & Co.

Infektionen sind notwendig

Viele Eltern reagieren besorgt, noch mehr aber resigniert, sobald ihrem Kind die Nase läuft. Besonders bei Kindergartenkindern löst buchstäblich eine Erkältung die andere ab. Ein Infekt pro Monat ist in diesem Alter normal! Da das kindliche Immunsystem mit jedem Schnupfen kräftig trainiert (siehe Seite 82 ff.), sollten Sie sich eigentlich über das Rotznäschen freuen. Verständlicherweise gelingt das im Alltag nicht immer. Wie Sie die oft lästigen Begleiterscheinungen bei Erkältungen lindern, erfahren Sie auf den folgenden Seiten.

Infektion – was ist das genau?

Als Infekte bezeichnet man ansteckende Krankheiten, die zum Beispiel durch Grippeviren verursacht werden. Bei Kindern treten meist banale Infekte der Atemwege oder des Darms auf, die innerhalb weniger Tage abklingen. Etwa 80 Prozent aller Infekte der oberen Luftwege werden von Viren verursacht.

Häufiger Verlauf von Infektionen

Besonders anstrengend für das Abwehrsystem ist es, wenn während einer von Viren ausgelösten Infektion zusätzlich Bakterien angreifen: Dann kann nämlich aus einem Schnupfen rasch eine Nebenhöhlen- oder Mittelohrentzündung entstehen, oder aus einer Bronchitis entwickelt sich eine Lungenentzündung.
Jede der beschriebenen »Folgekrankheiten« kann natürlich auch ohne eine vorherige virale Infektion direkt durch Bakterien verursacht werden.

Schnupfen

Die Nase läuft – ein allseits bekanntes Symptom für einen Schnupfen. Verantwortlich dafür sind entzündete, geschwollene Nasenschleimhäute, die vermehrt Sekret absondern. Auch häufiges Niesen und eine erschwerte Nasenatmung sind typische Schnupfensymptome.

Hausmittel, die helfen

Kochsalzlösung für die Nase

Siehe Seite 33.
▶ 3- bis 4-mal täglich 5 bis 10 Tropfen mit einer Pipette in die Nase träufeln.

Alternative

▶ Wenn Sie stillen, können Sie Ihrem Kind statt der Kochsalzlösung vor dem Trinken und Schlafen auch einige Tropfen Muttermilch mit der Pipette in die Nase träufeln.

Aufsteigendes Fußbad

ab 6. Monat

Das brauchen Sie:
Wanne mit Dusche oder große Schüssel und Gießkanne
lauwarmes Wasser (30 °C)
Badethermometer
Handtuch, dicke Socken

So ein Fußbad macht kleinen Patienten richtig Spaß!

▶ Füllen Sie so viel Wasser in das Gefäß, dass die Beine Ihres Kindes bis zu den Knöcheln bedeckt sind. Nach und nach gießen Sie heißes Wasser zu, bis die Wassertemperatur auf 40 °C gestiegen ist. Nach ungefähr 10 bis 15 Minuten beenden Sie das aufsteigende Fußbad, trocknen die Füße des Kindes ab und ziehen ihm dicke Socken an, damit die Füße warm bleiben.
▶ Das Fußbad 2-mal täglich durchführen, am besten schon bei den ersten Anzeichen eines Schnupfens.

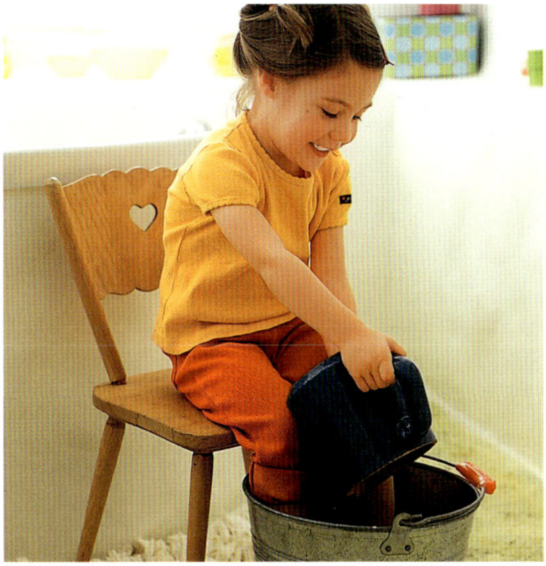

Aufsteigendes Armbad

ab 6. Monat

Das brauchen Sie:
Waschbecken oder Plastikwanne und eine Gießkanne
lauwarmes Wasser (30 °C)
Badethermometer
Handtuch

So wird's gemacht

▶ Füllen Sie das Waschbecken oder die Wanne so hoch mit lauwarmem Wasser, dass die angewinkelten Arme des Kindes bis knapp über die Ellbogen bedeckt sind. Gießen Sie nun nach und nach heißes Wasser zu, bis eine Wassertemperatur von 40 °C erreicht ist.
Beenden Sie das aufsteigende Armbad nach 10 bis 15 Minuten. Trocknen Sie die Arme des Kindes ab und halten Sie sie warm, indem Sie Ihrem Kind einen Pullover überziehen.
▶ Führen Sie das Armbad 2-mal täglich durch, am besten schon bei den ersten Anzeichen eines Schnupfens.

WICHTIG

Abenteuer Inhalieren

- Lassen Sie Ihr Kind mit der Inhalierschüssel niemals auch nur für einen Moment allein. Heißes Wasser ist gefährlich!
- Ihr Kind sollte durch die Nase ein- und durch den Mund ausatmen. Sie können auch vorher abschwellende Nasentropfen geben.

Inhalieren mit Kamille

Das brauchen Sie:

Zutaten

Eine große Plastikschüssel, die fest und sicher steht
50 g Kamillenblüten
2 l kochendes Wasser
Badetuch oder Ähnliches
Kopftuch oder Handtuch

So wird's gemacht

- Wählen Sie für die Schüssel einen Platz, wo sie sicher steht und Sie sich beide gut davor setzen können. Die Kamillenblüten in die Schüssel geben und mit heißem Wasser übergießen.
- Nehmen Sie das Kind auf den Schoß und setzen Sie sich mit ihm vor die Schüssel. Nun legen Sie das Tuch über sich und Ihr Kind, so dass beide den Dampf einatmen (bitte Hinweise im Kasten oben beachten!).
- Danach soll sich das Kind im warmen Zimmer aufhalten und etwa 20 Minuten ein Kopftuch oder ein Handtuch (zum Turban gebunden) tragen.
- 2-mal täglich durchführen.
- Aufregend und trotzdem sicher: Hier einige Tipps für das »Abenteuer Inhalieren«.

Dampf unter der Zirkuskuppel

Inhalierschüssel auf einen Tisch stellen, einen großen Schirm darüber aufspannen, eine Leinendecke darüber legen. Nehmen Sie Ihr Kind auf den Schoß, setzen Sie sich in das »Zelt« und: Manege frei für eine heiße Show!

Sie brauchen zusätzlich einen Schirm und eine Decke

Rauch im Indianerzelt

Den Küchentisch mit Decken verhängen. Stellen Sie die Inhalierschüssel auf einen Korkuntersatz unter den Tisch und setzen Sie sich dazu. Mit einer Taschenlampe wird es richtig spannend!

Aufregend und schön: mit Decken und Taschenlampe ins Indianerzelt!

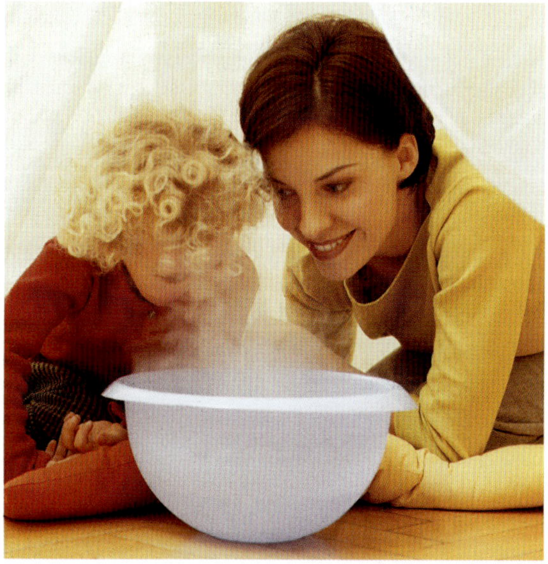

Erkältungstee

Zutaten

Das brauchen Sie:

je 10 g Lindenblüten, Melissenblätter und Hagebutten

je 5 g Erdbeerblätter, Brombeerblätter, Holunderblüten, Hibiskusblüten, Fenchelfrüchte (angequetscht)

150 ml siedendes Wasser

So wird's gemacht

▶ Übergießen Sie 2 Teelöffel der Mischung mit dem heißen Wasser. Abdecken und 20 Minuten ziehen lassen, dann durch ein Teesieb abseihen.

▶ Geben Sie Ihrem Kind 3-mal täglich eine Tasse von dem Erkältungstee.

Holunderblütentee

Siehe Seite 46.

▶ Geben Sie Ihrem Kind bis zu 3-mal täglich eine Tasse davon (hilft besonders gut, wenn das Kind fröstelt).

Apfelessig-Getränk

ab 2 Jahren

Das brauchen Sie:

2 TL Apfelessig

1 TL Honig

1 Glas Wasser oder Apfelschorle

▶ Apfelessig und Honig in Wasser oder Apfelschorle verrühren. Geben Sie Ihrem Kind 3-mal täglich ein Glas von dem Apfelessig-Getränk, am besten schon bei den ersten Anzeichen eines Schnupfens.

Vollbad mit Heublumen- oder Fichtennadelzusatz

Siehe Seite 25.

▶ Verwenden Sie am besten fertige Badezusätze aus der Apotheke. Diese sind optimal zusammengestellt und enthalten genaue Dosierungsanweisungen.

Auch auf Altersangaben achten

Was sonst noch hilft

▶ Hängen Sie feuchte Tücher im Zimmer auf.

Entzündung der Nasennebenhöhlen

Eine Entzündung der Nebenhöhlen entsteht, wenn sich Bakterien oder Viren im Sekret ansiedeln, das in den Nebenhöhlen gestaut ist. Typische Symptome sind Schnupfen, Fieber, Schmerzen seitlich der Nasenwurzel bis zu den Wangenknochen und nächtlicher Husten, der meist 2 bis 3 Stunden nach dem Zubettgehen auftritt.

Hausmittel, die helfen

Siehe Schnupfen (Seite 50 ff.) und Fieber (Seite 44 ff.).

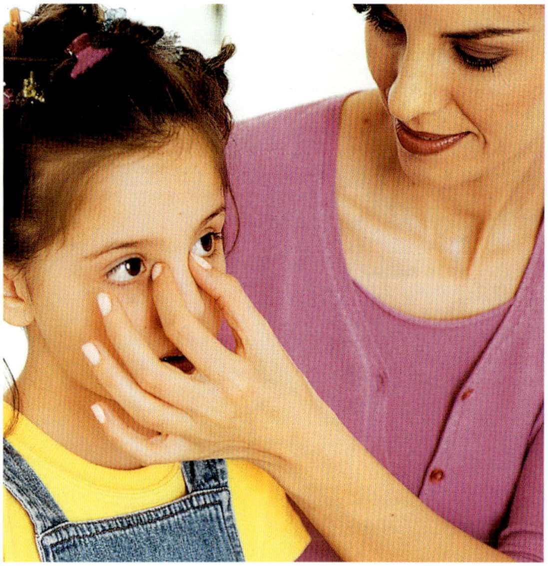

Helfen Sie Ihrem Kind, indem Sie das Nasensekret vorsichtig von oben nach unten ausstreichen.

Was sonst noch hilft

▶ Achten Sie darauf, dass Ihr Kind sich nicht »richtig« schnäuzt. Dabei entsteht nämlich ein Überdruck in der Nase, der eine Nebenhöhlenentzündung begünstigt. Das Hochziehen (und Schlucken) des Nasensekrets ist zwar nicht unbedingt »fein« – aber gesünder. Statt Ihrem Kind die Nase mit Schnäuzen zu putzen, streichen Sie das Sekret besser mit sanftem Druck von oben nach unten aus.

Husten

Husten ist ein Symptom, hinter dem sich verschiedene Ursachen verbergen können: ein Fremdkörper in der Lunge, Asthma bronchiale, ein Raucherhusten durch rauchende Eltern und vieles mehr. Suchen Sie Ihren Kinderarzt auf, wenn Ihnen der Husten auffällig scheint oder Sie eine der oben genannten Ursachen vermuten.
Einen lockeren Husten ohne Fieber und ohne Begleitgeräusche sollten Sie möglichst rasch mit Hausmitteln behandeln, damit er sich nicht festsetzen kann. Hält ein solcher so genannter banaler Husten trotzdem länger als 1 bis 2 Wochen an, gehen Sie bitte ebenfalls zum Kinderarzt.

Hausmittel, die helfen

Bronchial-Tee mit Süßholzwurzel

Zutaten

Das brauchen Sie:
60 g Süßholzwurzel
45 g Schlüsselblumenwurzel
35 g Anisfrüchte (angequetscht)
5 g Wollblumenblüten
5 g Malvenblüten
150 ml siedendes Wasser

So wird's gemacht

▶ 2 Teelöffel der Mischung mit dem heißen Wasser übergießen und abdecken. 10 Minuten ziehen lassen und durch ein Teesieb abseihen.
▶ Lassen Sie Ihr Kind 3-mal täglich eine Tasse von dem Tee trinken, jedoch nicht länger als 3 Wochen lang!

Erkältungstee

Siehe Seite 53.
▶ 3-mal täglich eine Tasse geben.

Fencheltee

Siehe Seite 28.
▶ 3-mal täglich eine Tasse geben.

Hustentee

ab 1 Jahr

Zutaten

Das brauchen Sie:
je 10 g Fenchelfrüchte, Anisfrüchte (beide gequetscht) und Wollblumenblüten
je 15 g Spitzwegerichkraut und Malvenblüten
150 ml siedendes Wasser

So wird's gemacht

▶ 2 Teelöffel der Mischung mit Wasser übergießen, abdecken, 10 Minuten ziehen lassen, abseihen.
▶ 3-mal täglich eine Tasse geben.

Inhalieren mit Kamille

Siehe Seite 52.
▶ 2-mal täglich durchführen.

Milch mit Honig

Zutaten

Das brauchen Sie:
1 Tasse warme Milch (125 ml)
1 TL Honig

So wird's gemacht

▶ Geben Sie den Honig in die Milch, umrühren – fertig!
▶ Bei beginnendem Husten täglich vor dem Schlafengehen eine Tasse geben.

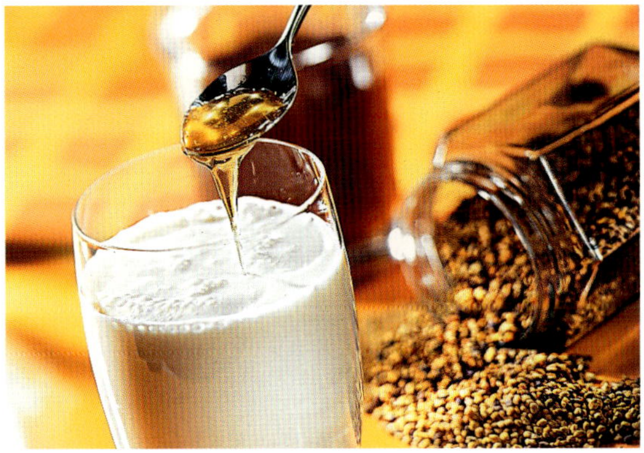

Ein Klassiker: warme Milch mit Honig.

Brustwickel mit Magerquark

Zutaten

Das brauchen Sie:
5 gehäufte EL Magerquark
großen Topf mit Wasser und kleineren Topf
Teigschaber
Baumwolltuch (großes Taschentuch), Frotteehandtuch, Wollschal

WICHTIG

Das ist beim Brustwickel wichtig

▶ Brustwickel müssen dicht anliegen, dürfen aber nicht beengend wirken!
▶ Wenn Ihr Kind den Wickel als unangenehm oder kalt empfindet, entfernen Sie ihn bitte sofort.
▶ Bitte wenden Sie den Quarkwickel nicht an, wenn Ihr Kind eine Kuhmilchallergie hat. In diesem Fall eignet sich der Brustwickel mit Thymian besser (siehe Seite 56).

So wird's gemacht

▶ Den Magerquark im Wasserbad erwärmen, mit einem Teigschaber 0,5 bis 1 cm dick auf das Baumwolltuch streichen und zu einem Päckchen wickeln, das die ganze Brust des Kindes bedeckt. Sofort auf die Brust legen, darüber das Handtuch um den Oberkörper wickeln und alles mit dem Wollschal fixieren. Packen Sie das Kind ins Bett. Der Wickel soll 30 bis 60 Minuten einwirken.
▶ 2-mal täglich anwenden.

TIPP!

Der märchenhafte Kuschel-Wickel

Sehr kleinen oder unruhigen Kindern ziehen Sie besser ein Baumwoll-T-Shirt über den Brustwickel, den Wollschal ersetzen Sie durch einen warmen Wollpulli. Oder Sie nehmen Ihr Kind auf den Schoß, hüllen sich beide in eine Wolldecke ein und machen die Wickelzeit zur gemeinsamen Kuschel- und Märchenstunde.

Brustwickel mit Thymian

ab 2 Jahren

Das brauchen Sie:
1 EL Thymian
125 ml siedendes Wasser
etwas Watte oder Heilwolle
2 Baumwolltücher
T-Shirt aus Baumwolle
Wollpulli oder -schal

So wird's gemacht

▶ Den Thymian mit siedendem Wasser übergießen und 10 Minuten ziehen lassen. Durch ein Teesieb abseihen. Das Baumwolltuch mit dem Thymiantee tränken und so auswringen, dass es gerade nicht mehr tropft. Dann auf die Brust des Kindes legen, darüber die zum Päckchen gewickelte Watte. Ziehen Sie dem Kind dann das T-Shirt über, schließlich noch den Wollpulli oder -schal. Legen Sie es ins Bett und lassen Sie den Wickel 30 bis 60 Minuten lang einwirken.
▶ 2mal täglich anwenden.

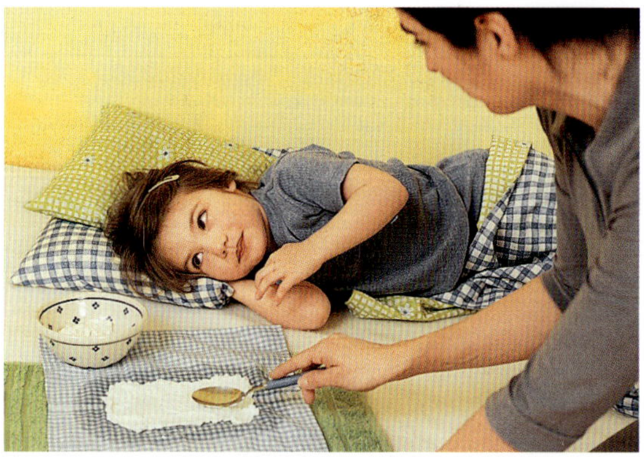

Streichen Sie den angewärmten Quark auf das Innentuch.

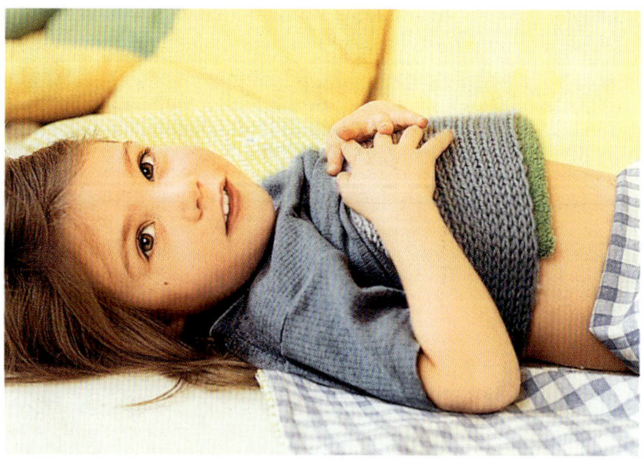

Der Brustwickel sollte 30 bis 60 Minuten liegen bleiben.

WICHTIG

Mit Bronchitis immer zum Arzt

▶ Eine Bronchitis muss vom Kinderarzt beobachtet und behandelt werden. Bei hohem Fieber, schlechtem Allgemeinzustand, flacher Atmung oder erschwerter, pfeifender Atmung gehen Sie bitte sofort mit Ihrem Kind zum Kinderarzt (Gefahr einer Lungenentzündung oder von Asthma).

Bronchitis

Typische Symptome

Entzünden sich die Bronchien, entwickelt sich zäher Schleim, der einen fest sitzenden, schmerzhaften Husten hervorruft. Erkennbar ist eine Bronchitis am rasselnden, feuchten Husten, oft hat das Kind auch Fieber.

Hausmittel, die helfen

Siehe Husten (Seite 54 ff.) und Fieber (Seite 46 f.).

Pseudokrupp

Pseudokrupp tritt bei kleineren Kindern (etwa bis zum Schulalter) auf, da deren Atemwege noch sehr eng sind. Entzündet sich der Kehlkopfdeckel und verengt die Atemwege weiter, bekommt das Kind rasch größte Atemnot. Ein weiteres typisches Symptom ist ein bellender Husten, der vor allem nachts auftritt. Das Kind atmet deutlich hörbar und unter großer Anstrengung ein. Durch die akute Atemnot bekommt das Kind Angst, zu ersticken.

Das hilft bei Pseudokrupp

Geborgenheit und Sicherheit vermitteln

▶ Beruhigen Sie Ihr Kind und zeigen Sie auf keinen Fall selbst Angst – das würde es noch mehr ängstigen und seinen Zustand weiter verschlechtern. Versuchen Sie, Ihr Kind abzulenken.

▶ Feuchte oder frische, kühle Luft lindert meist den Husten: Halten Sie sich mit dem Kind im Bad auf, während Sie das Wasser oder die Dusche laufen lassen, oder öffnen Sie das Fenster.

▶ Bieten Sie Ihrem Kind zu trinken an (etwas Wasser, Tee oder Saft).

▶ Tritt keine Besserung ein, geben Sie das Notfallzäpfchen (Kortisonpräparat), das der Arzt bei wiederholten Pseudokrupp-Anfällen verschreibt.

WICHTIG

Vorsicht bei Pseudokrupp!

▶ Lässt die Atemnot trotz dieser Maßnahmen nicht nach, rufen Sie bitte umgehend den Notarzt!

▶ Gehen Sie mit Ihrem Kind nach einem Pseudokrupp-Anfall immer zum Arzt, selbst wenn der Anfall nach kurzer Zeit vorbei war.

Asthma bronchiale

Ein typischer Hinweis auf Asthma ist Husten, der bei körperlicher Anstrengung, an bestimmten Orten oder zu gewissen Tageszeiten auftritt. Oft werden auch harmlose Infekte von pfeifenden Atemgeräuschen begleitet. Wichtig ist, dass die Krankheit früh erkannt und behandelt wird. Asthmakranke Kinder müssen regelmäßig untersucht werden. In speziellen Schulungen lernen Kinder und Eltern, mit der Krankheit umzugehen. Hausmittel können die Behandlung unterstützen. Vor allem bei kleinen Kindern können Infekte Asthma begünstigen, deshalb sollte das Immunsystem frühzeitig trainiert werden (siehe Seite 82 ff.).

Beschwerden ernst nehmen

Hausmittel, die helfen

Bronchial-Tee mit Süßholzwurzel

Siehe Seite 54.
▶ Täglich 2 bis 3 Tassen geben.

Hustentee

Siehe Seite 55.
▶ Täglich 2 bis 3 Tassen geben.

Brustwickel mit Magerquark

Siehe Seite 55 f..
▶ Täglich 2-mal anwenden.

Brustwickel mit Thymian

Siehe Seite 56 f..
▶ Täglich 2-mal anwenden.

Güsse und Waschungen

Siehe Seite 88 ff..
▶ Wichtig: Suchen Sie die Anwendungen aus, die Ihrem Kind am meisten Spaß machen, und führen Sie diese mehrere Wochen lang einmal täglich durch.

Was sonst noch hilft

▶ Es gibt verschiedene Methoden, die bei Asthma hilfreich sein können, zum Beispiel Atem-, Bewegungs- und Klimatherapie oder Kneipp'sche Verfahren. Lassen Sie sich von Ihrem Kinderarzt beraten.

Belastungen vermeiden

▶ In einem Haushalt mit Asthma-Patienten dürfen keine Haustiere leben – auch wenn das gerade Kindern schwer fällt.
▶ Rauchen Sie nicht in der Wohnung und auch ansonsten nicht in Gegenwart des Kindes.
▶ Vermeiden Sie beim Einrichten »Staubfänger« (Vorhänge).
▶ Der Staubsauger sollte einen Mikrofilter haben.
▶ Vorsicht mit Grünpflanzen: Schimmelpilze in der Blumenerde können Asthma begünstigen.
▶ Verwenden Sie für Kinder bitte keine ätherischen Öle!

Halsschmerzen und Heiserkeit

Eine Rachenentzündung macht sich durch Schluckbeschwerden, einen geröteten Rachenraum und häufig auch durch Fieber und geschwollene Halslymphknoten bemerkbar.

Hausmittel, die helfen

Halsweh-Tee mit Salbei

Das brauchen Sie:

Zutaten
je 20 g Kamillenblüten, Salbeiblätter und Thymiankraut
150 ml siedendes Wasser

So wird's gemacht
▶ 2 Teelöffel der Mischung mit Wasser übergießen, abdecken, 10 Minuten ziehen lassen und durch ein Teesieb abseihen.
▶ 3-mal täglich eine Tasse geben.

Gurgeln mit Halsweh-Tee

Zubereitung siehe oben.
▶ Bis zu 4-mal täglich anwenden.

WICHTIG

Mit Halsweh zum Kinderarzt

Sehen Sie im Rachenraum des Kindes eitrige Beläge oder leidet es unter hohem Fieber, Hautausschlägen oder schmerzhaft geschwollenen Kieferlymphknoten, gehen Sie unbedingt mit ihm zum Kinderarzt!

TIPP!

Eiskalter Trost

Halsschmerzen lindert auch ein Fruchteis. Milde Sorten sind Himbeere, Brombeere, Johannisbeere und Kirsche. Milcheis dagegen fördert die Schleimbildung noch.

Erkältungstee

Siehe Seite 53.
▶ 3-mal täglich eine Tasse geben.

Gurgeln mit Kamillen- oder Salbeitee

Zubereitung siehe Seite 28.
▶ Bis zu 4-mal täglich anwenden.

Aufsteigendes Fußbad

Siehe Seite 51.
▶ Schon bei den ersten Anzeichen 2-mal täglich durchführen.

Halswickel mit Magerquark

Das brauchen Sie:

Zutaten
250 g Magerquark
großen Topf mit Wasser und kleineren Topf
2 große Baumwolltaschentücher
etwas Watte oder Heilwolle
Schal

▶ Den Magerquark im Wasserbad erwärmen, währenddessen die Watte in einem Taschentuch

Haut

Nicht jeder Pickel ist gleich eine beginnende Neurodermitis. Die Haut kleiner Kinder ist empfindlicher als unsere und reagiert einfach sensibler auf Umweltreize wie Kälte, Sonnenbestrahlung, Zusatzstoffe in Hautpflegemitteln oder chemische Bestandteile in Textilien. Leidet Ihr Kind jedoch wirklich an einem Ausschlag, fragen Sie bitte immer Ihren Kinderarzt um Rat und »experimentieren« Sie nicht selbst.

WICHTIG

Allergien vorbeugen

Vor allem wenn ein oder beide Elternteile unter Allergien leiden oder Ihr Kind bereits Allergien hat, sollten Sie Folgendes beachten:

- Waschen Sie Textilien aus Naturstoffen (Baumwolle und Leinen) bei 60 °C.
- Drehen Sie Unterwäsche oder Schlafanzug des Kindes »linksherum«, damit die Nähte die empfindliche Haut nicht reizen.
- Ziehen Sie Ihr Kind nicht zu warm an.
- Stillen Sie Ihr Baby mindestens 6 Monate lang voll (ohne Zufüttern).
- Halten Sie keine Haustiere.
- Bitte nicht rauchen – schon gar nicht im Kinderzimmer!
- Vermeiden Sie eine hohe Belastung mit Hausstaubmilben.

Neurodermitis

Häufige Ursachen

Viele Faktoren können eine Neurodermitis verschlimmern: etwa ungeeignete Kleidung, falsche Hautpflege, Infektionen, Allergien gegen bestimmte Nahrungsmittel, Hausstaub oder Haustiere, seelische Gründe und andere Ursachen. Sprechen Sie bei Verdacht auf eine Neurodermitis mit Ihrem Kinderarzt, damit möglichst frühzeitig geeignete Maßnahmen ergriffen werden können. Geraten Sie vor allem nicht in Panik: Auch wenn Neurodermitis nicht heilbar ist, kann man sie doch gut behandeln. In den meisten Fällen verschwindet sie bis zum Schulalter. Ihr Kinderarzt, Allergologe oder Dermatologe wird aus der Vielzahl an Behandlungsmöglichkeiten die richtigen auswählen.

Möglichst früh richtig behandeln

Dafür eignen sich neben fett- oder cortisonhaltigen Salben auch Öle oder Salben, die Bestandteile von Borretschsamen, Erdnuss, Johanniskraut, Kamille, Leinsamen, Mandel, Nachtkerze, Ringelblume, Soja, Sonnenblume, Zaubernuss und anderen Pflanzen enthalten. Die folgenden Hausmittel können die Behandlung unterstützen.

TIPP!

Auf einen Blick: Wissenswertes über Kompressen

Kompressen helfen bei vielen Hauterkrankungen, weil sie direkt auf die Haut einwirken. Achten Sie darauf, dass die Kompresse nicht mit der wunden Haut verklebt (am besten eine Fettcreme mit feuchtem Umschlag kombinieren, siehe Seite 65). Während der Behandlung sollten auch keine Kleidungsstücke über der Kompresse getragen werden, damit die Feuchtigkeit gut verdunsten kann.

Das brauchen Sie:

Für kleinere Kompressen (an Armen und Beinen) brauchen Sie – neben den in den Rezepten genannten Zusätzen – in der Regel folgende Materialien:

- ein Kompressentuch aus Baumwolle (ein Geschirrtuch oder ein großes Taschentuch)
- ein Handtuch oder eine Mullbinde, um die Kompresse zu fixieren
- für großflächigere Anwendungen: eine Schutzunterlage aus Plastik oder Wachstuch

Und so wird's gemacht:

Schneiden Sie das Kompressentuch aus Baumwolle auf die zu behandelnde Körperfläche zu. Für Kompressen bei Wangenekzemen gibt es zugeschnittene Kompressen in der Apotheke. Fixieren Sie das getränkte Kompressentuch locker mit einer Mullbinde oder einem Handtuch auf der Haut.

Hausmittel, die helfen (bei trockener Haut)

Vollbad mit Badeöl

Für die Babybadewanne reichen 5 ml Öl

Das brauchen Sie:
15 ml Nachtkerzen-, Mandel-, Borretschsamen- oder Leinöl

- Vorbereitungen für ein Vollbad siehe Seite 25.
Geben Sie das Öl ins Wasser, kurz bevor Sie Ihr Kind hineinsetzen. Nach dem Baden cremen Sie das Kind stets mit einer von Ihrem Kinderarzt verordneten Fettcreme ein.
- Baden Sie Ihr Kind am besten alle 3 Tage jeweils 15 bis 20 Minuten lang.

Teilbad mit Abkochung von Eichenrinde

Das brauchen Sie:
2 EL Eichenrinde
500 ml Wasser
Badewanne, Schüssel oder kleine Wanne mit Wasser (37 °C)

Eichenrinde eignet sich für Kinder ab 2 Jahren.

- Eichenrinde im Wasser aufkochen, 10 Minuten köcheln lassen, abseihen und ins vorbereitete Badewasser gießen, bevor Sie Ihr Kind hineinsetzen oder betroffene Hautstellen baden.
- Jeden zweiten Tag für 10 bis 15 Minuten so lange, bis Besserung eintritt.

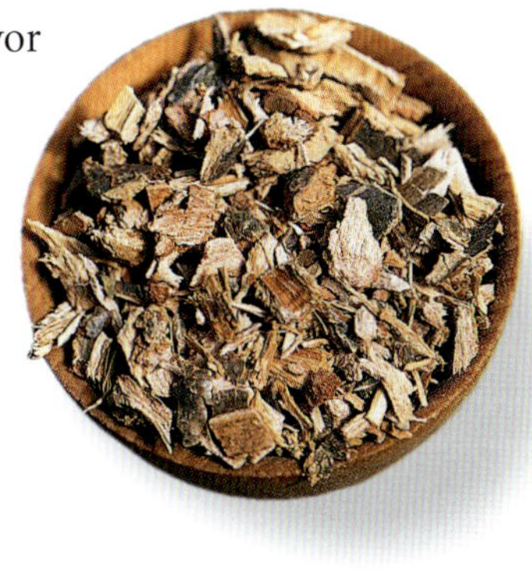

WICHTIG

Vorsicht mit Eichenrinde!

Eichenrinde färbt hartnäckig – reinigen Sie deshalb die Badewanne sofort nach der Anwendung mit Zitronensaft und achten Sie darauf, dass keine Kleidungsstücke beschmutzt werden.

Kompresse mit Abkochung von Eichenrinde

Das brauchen Sie:

Zutaten

1 EL Eichenrinde
250 ml Wasser
Kompressenzubehör siehe Kasten Seite 63 oben

So wird's gemacht

▶ Die Eichenrinde im Wasser aufkochen, 10 Minuten köcheln lassen, abseihen und abkühlen lassen. Dann das Kompressentuch tränken, leicht auspressen und auf die betroffene Hautpartie auflegen. Auf kleineren Körperflächen können Sie die Kompresse mit einer Mullbinde fixieren. Müssen größere Hautflächen behandelt werden, legen Sie Ihr Kind auf ein Bett oder Sofa, bevor Sie die Kompresse auflegen. Die Liegefläche vorher mit einem großen Wachstuch oder einer Plastikunterlage abdecken! Spannende Geschichten vertreiben die nötige Wartezeit.

▶ 2-mal täglich, jeweils bis die Kompresse trocken ist.

Kompresse mit Hauttee

Das brauchen Sie:

Zutaten

15 g Ringelblumenblüten
10 g Eichenrinde
10 g Kamillenblüten
150 ml siedendes Wasser
Kompressenzubehör siehe Kasten Seite 63 oben

So wird's gemacht

▶ 2 Esslöffel der Mischung mit heißem Wasser übergießen, abdecken und etwa 15 Minuten köcheln lassen. Abseihen und abkühlen lassen. Innentuch tränken, leicht ausdrücken, auflegen und mit Mullbinde und Klebeband fixieren.

▶ 2-mal täglich, jeweils bis die Kompresse trocken ist.

Kompresse mit Abkochung vom Stiefmütterchenkraut

Das brauchen Sie:

1 EL Stiefmütterchenkraut
250 ml kochendes Wasser
Kompressenzubehör siehe Kasten Seite 63 oben

▶ Das Stiefmütterchenkraut mit kochendem Wasser übergießen, abdecken, 10 Minuten ziehen lassen, dann abseihen (Kompresse zubereiten siehe links).

▶ 2-mal täglich, jeweils bis die Kompresse trocken ist.

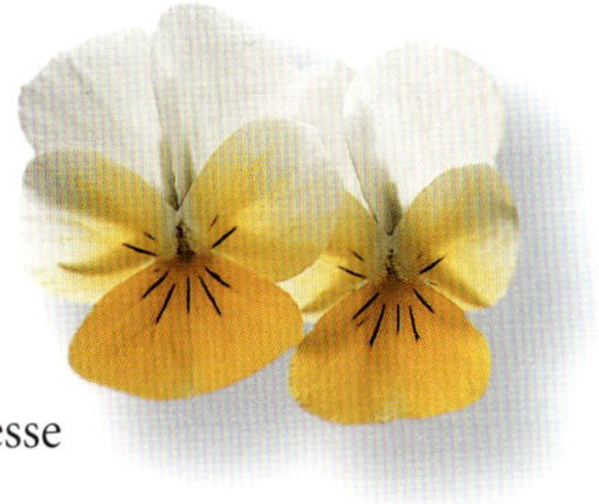

Stiefmütterchen: schöne Blüten, heilsames Kraut.

TIPP!

Achtung: kleine Gespenster!

Müssen kleine Hautstellen im Gesicht behandelt werden oder hat Ihr Kind ein Wangenekzem, reicht es, die Haut mit der getränkten Kompresse zu betupfen. Oder Sie machen das Ganze mit der kleinen »Gespenstermaske« zum Kinderspiel: Schneiden Sie dafür ein Tuch aus Baumwolle oder reinem Leinen auf die Umrisse des Gesichts zu. Löcher für die Augen ausschneiden, das Tuch mit dem Kompressenzusatz (Tee oder Abkochung) tränken, auflegen, und 20 bis 30 Minuten lang ist jetzt Gespensterzeit. Ihr Kind genießt es sicher, wenn Sie ihm dabei ein paar abenteuerliche Spukgeschichten erzählen ...

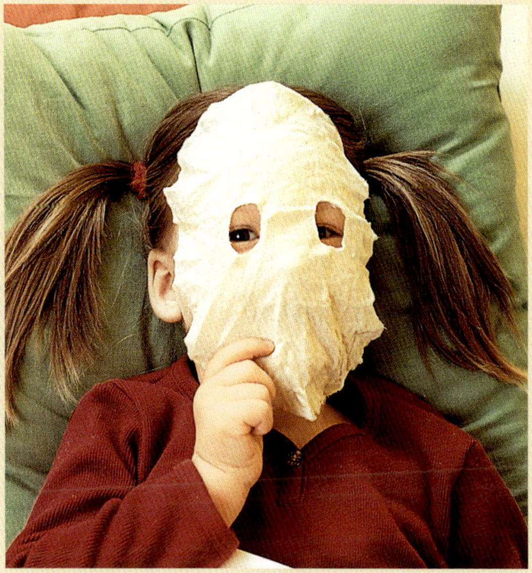

Fettcreme und feuchter Umschlag

Fettfeuchte Kombinationsbehandlung

Das brauchen Sie:
Fettcreme (vom Arzt verordnet)
ein feuchtes Baumwolltuch

▶ Die Creme dünn auftragen und das Tuch darüber legen.
▶ 3-mal täglich für 5 Minuten.

Hausmittel, die helfen (bei nässendem Ekzem)

Kompresse mit Abkochung von Eichenrinde

Siehe Seite 64.
▶ 2-mal täglich, jeweils bis die Kompresse trocken ist.

Kompresse mit Hauttee

Siehe Seite 64.
▶ 2-mal täglich anwenden.

Hausmittel, die helfen (bei starkem Juckreiz)

Kochsalz-Kompresse

Das brauchen Sie:
Kochsalzlösung (9 g Salz auf 1 l Wasser, siehe Seite 33)
Kompressenzubehör siehe Kasten Seite 63 oben

Salzlösung bitte täglich frisch zubereiten

▶ Innentuch tränken, leicht auswringen und auflegen.
▶ Bei Bedarf 3-mal täglich, jeweils bis die Kompresse trocken ist.

Was sonst noch hilft

Ihr Kinderarzt wird Sie über verschiedene Verfahren und Möglichkeiten informieren, die die Symptome einer Neurodermitis lindern können. Das sind unter anderem:

- Allergie-Diagnostik (und darauf basierende Maßnahmen)
- Ernährungstherapie
- Entspannungstechniken
- Stationäre Rehabilitation

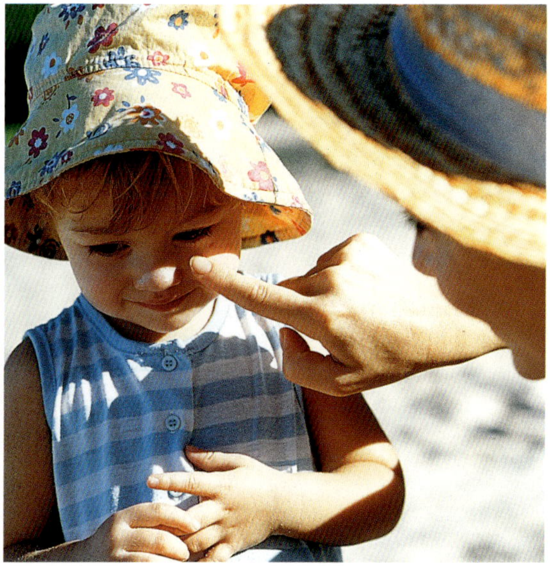

Sonnenbrand

Was sogar Erwachsenen alle Jahre wieder im Sommer passiert, geht bei Kindern noch viel schneller: Es kommt zum Sonnenbrand! Die empfindliche Haut ist gerötet und berührungsempfindlich, wenn es ganz schlimm kommt, sind sogar mit Flüssigkeit gefüllte Blasen sichtbar.

Besonders wichtig: die Vorbeugung

Für Kinder sind Sonnenschäden der Haut besonders gefährlich: Die Haut »merkt« sich die Verbrennungen – die Grundlage für Hautschäden im Erwachsenenalter kann damit gelegt werden. Beugen Sie deshalb Sonnenschäden unbedingt vor:

- Lassen Sie Ihr Kind in der Mittagszeit möglichst gar nicht in die Sonne.
- Vor allem Säuglinge und Kleinkinder sollten beim Aufenthalt im Freien immer ausreichend geschützt sein: mit einem weiten T-Shirt aus Baumwolle, einem Sonnenhut und der richtigen Sonnencreme (geeigneter Lichtschutzfaktor siehe Kasten Seite 67 unten).
- Sorgen Sie dafür, dass sich Ihr Kind beim Spielen möglichst immer im Schatten aufhält – unter dem Sonnenschirm oder einem lustigen Sonnenschutz, den man auch zu Hause auf Balkon oder Terrasse schnell mit einem Betttuch oder Ähnlichem improvisieren kann.
- Achten Sie auch beim Autofahren immer auf ausreichenden Sonnenschutz: Im Fachhandel sind lustige Sonnenrollos erhältlich, die leicht anzubringen sind und den Fahrer nicht irritieren.

Für Erwachsene wichtig, für Kinder absolut unverzichtbar: ausreichender Sonnenschutz.

Hausmittel, die helfen

Kompresse mit Magerquark

Zutaten

Das brauchen Sie:

Magerquark (Menge abhängig von der Größe der Kompresse: 3 bis 8 EL)
Löffel
Kompressenzubehör siehe Kasten Seite 63 oben

So wird's gemacht

▶ Quark mit einem Löffel direkt auf die Haut auftragen, mit einem Leinentuch abdecken und wenn möglich mit einer Mullbinde und Pflasterband fixieren. Bei größeren verbrannten Hautflächen (etwa auf dem Rücken) lassen Sie das Kind während der Anwendung liegen. Die Kompresse nach 20 Minuten vorsichtig abwaschen.

▶ Bei Bedarf bis zu 5-mal täglich anwenden.

Alternative

▶ Sie können die Kompresse statt mit Quark auch mit derselben Menge Buttermilch zubereiten.

WICHTIG

Der richtige Lichtschutzfaktor

Säuglinge und Kleinkinder benötigen Sonnenschutzprodukte mit einem Lichtschutzfaktor von mindestens 18. Hat Ihr Kind rötliche oder hellblonde Haare und helle Haut, sollte der Sonnenschutz mindestens den Lichtschutzfaktor 30 haben.

Kompresse bei Ekzem und Hauterkrankungen

Zutaten

Das brauchen Sie:

1 EL Eichenrinde (bei größeren Hautflächen doppelte Menge)
250 ml kaltes Wasser
Kompressenzubehör siehe Kasten Seite 63 oben

So wird's gemacht

▶ Die Eichenrinde mit dem Wasser zum Kochen bringen und 10 Minuten köcheln lassen. Abseihen und erkalten lassen. Legen Sie die Kompresse in die Flüssigkeit, damit sie sich voll saugt. Dann ausdrücken und auf die verbrannte Haut legen. Mit Handtuch oder Mullbinde umwickeln.

▶ 3- bis 5-mal täglich anwenden, bis sich der Zustand bessert.

Kompresse mit Johanniskrautöl

Zutaten

Das brauchen Sie:

einige Tropfen reines Johanniskrautöl
Kompressenzubehör siehe Kasten Seite 63 oben

So wird's gemacht

▶ Das Öl auf eine Kompresse träufeln, auf die betroffene Hautstelle legen, mit einer Mullbinde fixieren und etwa 30 Minuten einwirken lassen.

▶ 3- bis 4-mal täglich anwenden, bis Linderung eintritt.

WICHTIG

Mit Sonnenbrand zum Arzt?

Bei Sonnenbrand mit Blasenbildung, Übelkeit oder Erbrechen bringen Sie Ihr Kind bitte sofort zum Kinderarzt.
Fragen Sie den Arzt auch vor Reisen nach Südeuropa oder Fernreisen (Australien!) nach dem besten Schutz vor Sonnenbrand.

Was sonst noch hilft

▶ Versuchen Sie, Sonnenschäden vorzubeugen (siehe Seite 67).
▶ Ist es doch zum Sonnenbrand gekommen, sollte das Kind möglichst viel trinken!

Warzen

Die kleinen Knötchen auf der Haut werden durch Viren ausgelöst. Sie bilden sich vor allem an den Händen oder Füßen, sind leicht erhaben und nicht druckempfindlich. Am häufigsten treten bei Kindern Flachwarzen auf.

Hausmittel, die helfen

Apfelessig-Tinktur

ab 2 Jahren

Das brauchen Sie:
1 TL Apfelessig, Kochsalz
3 Tropfen Lavendelöl

So wird's gemacht

▶ Im Apfelessig so viel Kochsalz auflösen wie möglich. Dann mit dem Lavendelöl vermischen. Die Lösung auf die Warzen träufeln.
▶ 2-mal täglich durchführen.

Zitronensaft aufträufeln

Das brauchen Sie:
1 frisch aufgeschnittene Zitrone

Zutaten

▶ Etwas Zitronensaft auspressen und auf die Warzen träufeln.
▶ 2-mal täglich durchführen.

So wird's gemacht

Scheidenentzündung

Auslöser für eine Entzündung können Bakterien, Pilze oder Viren sein, aber auch Fremdkörper, die beim Spielen in die Scheide geraten. Bleibt Ihr Kind zu lange in der vollen Windel, trägt es zu enge Unterwäsche oder drückt der Strumpfhosenzwickel, begünstigt das ebenfalls eine Entzündung. Hinweise auf eine Scheidenentzündung sind ein geröteter Intimbereich, geschwollene Schamlippen, Juckreiz und Brennen beim Wasserlassen.

WICHTIG

Bei Scheidenentzündung zum Arzt

Bei Verdacht auf eine Scheidenentzündung gehen Sie mit Ihrem Kind bitte sofort zum Kinderarzt!

Hausmittel, die helfen

Sitzbad mit Abkochung von Eichenrinde

Siehe Seite 63.
▶ 2-mal täglich 10 bis 15 Minuten, bis Besserung eintritt.

Sitzbad mit Kamillentee

Das brauchen Sie:

Zutaten
100 g Kamillenblüten
2 l kochendes Wasser
Vorbereitungen für das Sitzbad siehe Seite 25

So wird's gemacht
▶ Kamillenblüten mit dem Wasser übergießen, abdecken, 10 Minuten köcheln lassen. Dann abseihen und in das vorbereitete Badewasser geben. Achten Sie darauf, dass die Wassertemperatur 37 °C beträgt (bitte prüfen, bevor Sie das Kind hineinsetzen)!
▶ 2-mal täglich 15 bis 20 Minuten lang durchführen, bis Besserung eintritt.

Was sonst noch hilft

▶ Lassen Sie Ihr Kind gleich im Sitzbad »Pipi« machen – dann schmerzt es nicht so.

Im Alltag vorbeugen

▶ Waschen Sie den Intimbereich des Kindes grundsätzlich nur mit klarem, warmem Wasser (nicht mit Seife oder anderen Zusätzen).
▶ Slip, Strumpfhose und andere »Beinkleider« sollten am besten aus Baumwolle und keinesfalls zu eng sein.
▶ Säubern Sie den Po des Kindes nach dem Stuhlgang stets von vorn nach hinten.

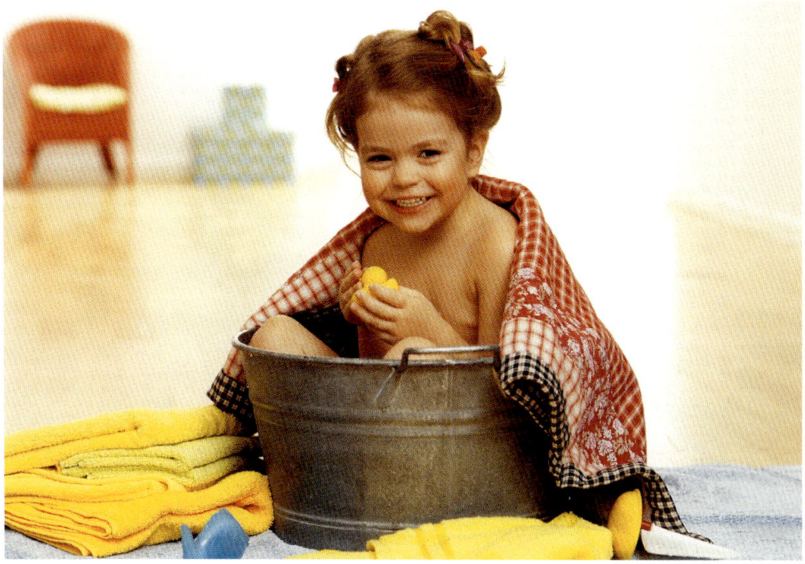

Achten Sie darauf, dass Ihr Kind beim Sitzbad nicht friert.

Vorhautentzündung

Ursachen und Symptome

Diese Entzündung tritt häufig in Zusammenhang mit einer Vorhautverengung auf, kann aber auch von Bakterien oder Pilzen verursacht werden. Weitere mögliche Auslöser finden Sie auf Seite 68 (Scheidenentzündung). Typische Anzeichen einer Vorhautentzündung sind eine Schwellung der Vorhaut, manchmal auch des ganzen Penis, und starke, brennende Schmerzen beim Wasserlassen.

Hausmittel, die helfen

Sitzbad mit Abkochung von Eichenrinde

Siehe Seite 69.

Lindern: Sitzbäder

▶ 2-mal täglich 10 bis 15 Minuten durchführen, so lange bis Besserung eintritt.

Sitzbad mit Kamillentee

Siehe Seite 69.

▶ 2-mal täglich 10 bis 15 Minuten durchführen, so lange, bis Besserung eintritt.

Was sonst noch hilft

So wird das Wasserlassen leichter

▶ Den Penis des Kindes zum Urinieren in einen Becher Kamillentee halten (lassen).

▶ Weitere hilfreiche Tipps siehe Seite 69.

Insektenstiche

Kinder reagieren sehr unterschiedlich auf Insektenstiche. Meist ist der Schreck größer als die Folgen. Je schneller ein Stich behandelt wird, desto geringer sind Rötung, Schwellung und Schmerzen. Falls der Stachel noch in der Haut steckt, entfernen Sie ihn vorsichtig.

Hausmittel, die helfen

Soforthilfe mit Zwiebel

Das brauchen Sie:
1 Zwiebel

▶ Die Zwiebel halbieren und mit der Schnittstelle sanft auf den Stich drücken.

Ein Tipp!

▶ Sie können die halbe Zwiebel auch mit Pflaster fixieren.

Gefrorener Zwiebelsaft

Das brauchen Sie:

Zutaten

2 kleine Zwiebeln
1 TL Salz
1 sauberes Schraubglas
Eiswürfelbehälter

So wird's gemacht

▶ Die Zwiebeln würfeln, das Salz hinzufügen und alles in das Glas füllen. Gut schütteln und etwa 3 Stunden stehen lassen. Den entstandenen dickflüssigen Saft frieren Sie im Tiefkühlfach zu Eiswürfeln.

▶ Bei Bedarf einen dieser Würfel auf die Stichstelle drücken.

Arnika-Kompresse

Das brauchen Sie:

Zutaten
1 EL Arnika-Essenz
9 EL kaltes Wasser
Kompressenzubehör siehe Kasten Seite 63 oben

So wird's gemacht
▶ Arnika-Essenz mit dem Wasser verdünnen, das Baumwolltuch darin tränken, ausdrücken und auflegen. Mit Mullbinde und Pflaster fixieren. Wirken lassen, bis die Kompresse trocken ist.

Achtung!
▶ Arnika ist giftig! Wenden Sie es nur äußerlich an (nie auf offenen Wunden)! Es sind auch bei Hautkontakt allergische Reaktionen möglich.

WICHTIG

Gefahren bei Insektenstichen

▶ Reagiert Ihr Kind nach einem Insektenstich mit Schwindel oder Benommenheit, zeigt es ängstliche Unruhe, wird es blass oder apathisch (kalter Schweiß), reagiert es vermutlich allergisch auf das Insektengift: Rufen Sie bitte sofort den Notarzt!

▶ Das gilt grundsätzlich auch nach jedem Insektenstich im Mund- und Rachenraum! Bis zum Eintreffen des Notarztes lassen Sie das Kind ständig Eiswürfel lutschen und kühlen den Hals zusätzlich von außen, etwa mit einem kalten Halswickel (siehe Seite 60).

WICHTIG

Risiken bei Zeckenbissen

Bestreichen Sie die Zecke nie mit Kleber oder Öl: Das Tier erstickt, sondert aber dabei Speichel ab, der mit Viren (FSME) oder Bakterien (Borreliose) infiziert sein könnte.
Gehen Sie sofort zum Kinderarzt bei folgenden Symptomen nach Zeckenbiss:

▶ hohes Fieber, Übelkeit, Kopfschmerzen, Erkältungssymptome – mögliche Symptome einer Gehirnhautentzündung (FSME)!

▶ Rötung an der Bissstelle, unklare Hauterscheinungen oder Lähmungen (noch Tage oder Wochen nach dem Biss möglich!) – eventuell Hinweis auf Borreliose!

Zeckenbiss

Zecken lauern meist im Gebüsch, Unterholz und in hohen Wiesen, unter Gräsern und Blättern.
Im Wald oder auf Naturwiesen sollte Ihr Kind lange Hosen und möglichst knöchelhohe Schuhe tragen. Kontrollieren Sie gleich beim Ausziehen, ob eine Zecke zu sehen ist. Wenn ja, lösen Sie diese mit einer Pinzette oder einer Zeckenzange (aus der Apotheke). Der Körper der Zecke muss dabei ganz umschlossen sein. Drehen Sie nur in eine Richtung. Achten Sie darauf, dass der Zeckenkopf nicht in der Haut geblieben ist.
Sie können die Bissstelle 3-mal täglich mit etwas Ringelblumensalbe (Apotheke) eincremen.

Zecken richtig entfernen

Verletzungen im Kinderalltag

Blaue Flecken & Co.

Wenn kindlicher Entdeckungsdrang Spuren hinterlässt, fließen oft Tränen. Zum Glück sehen Stürze und Spielplatz-Blessuren jedoch meist schlimmer aus, als sie sind. Oft kommt es dabei zu Blutergüssen (Hämatomen), Prellungen und Verstauchungen.

Hausmittel, die helfen

Soforthilfe: Kältepack

Ein so genannter Kältepack (aus der Apotheke) sollte stets griffbereit im Kühlschrank liegen.

▶ Bei Bedarf für einige Minuten sanft auf die Verletzung drücken.

Arnika-Kompresse

Siehe Seite 71.

▶ 3- bis 4-mal täglich anwenden, jeweils bis die Kompresse trocken ist.

Kompresse mit kaltem Magerquark

Kompressen immer auf die Größe der Verletzung zuschneiden

Siehe Seite 66.

▶ 3- bis 4-mal täglich anwenden, jeweils bis die Kompresse warm wird.

Kompresse mit Johanniskrautöl

Siehe Seite 67.

▶ Die Kompresse 3- bis 4-mal täglich 10 Minuten lang auflegen.

Was sonst noch hilft

▶ Bestreichen Sie Prellungen, Verstauchungen oder Blutergüsse mehrmals täglich mit Heparinsalbe (aus der Apotheke).

Schmerzen lindern

▶ Achtung: Gehen Sie zum Kinderarzt, falls sich die Beschwerden nach 2 Tagen nicht deutlich verbessert haben!

Schürfwunden

Reinigen Sie Schürfwunden nur vorsichtig oberflächlich mit einer sterilen Kompresse und Kochsalzlösung (beides aus der Apotheke).

Hausmittel, die helfen

Kompresse mit Hauttee

Siehe Seite 64.

▶ Die Kompresse je nach Bedarf bis zu 3-mal täglich 30 Minuten lang auflegen.

Kompresse mit Abkochung vom Stiefmütterchenkraut

Helfende Kompressen

Siehe Seite 64.
▶ Je nach Bedarf bis zu 3-mal täglich für etwa 30 Minuten auf die verletzte Körperstelle legen.

Kompresse mit Johanniskrautöl

Siehe Seite 67.
▶ Je nach Bedarf bis zu 3-mal täglich für etwa 30 Minuten auf die verletzte Körperstelle legen.

Was sonst noch hilft

▶ Wenn die Wunde bereits verkrustet ist, können Sie etwa alle 4 Stunden Ringelblumensalbe oder Hamamelis-Salbe (aus der Apotheke) auftragen.
▶ Geben Sie keine fetten Salben auf nässende Wunden. Wenn sich Eiter bildet, gehen Sie mit Ihrem Kind bitte zum Kinderarzt.

Nasenbluten

Mögliche Ursachen

Nach dumpfen Stößen oder Stürzen auf die Nase, aber auch bei grippalen Infekten kann es häufig zu Nasenbluten kommen. Leidet Ihr Kind oft ohne erkennbaren Grund unter Nasenbluten, suchen Sie bitte mit ihm den Kinderarzt auf.

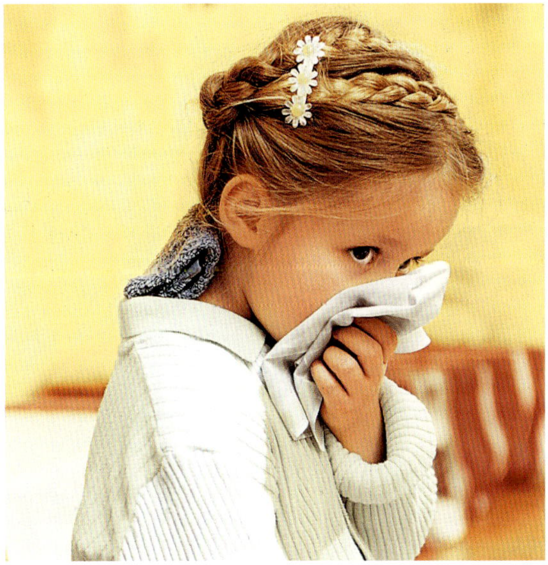

Das hilft bei Nasenbluten

Hilft schnell: Ein kalter Waschlappen im Nacken.

Der »kalte Waschlappen«

Das brauchen Sie:
nasskalten Waschlappen
Taschentuch

▶ Wenn Ihr Kind Nasenbluten hat, legen Sie ihm einfach einen nassen, kalten Waschlappen in den Nacken: Das Kind soll sich dazu hinsetzen, den Oberkörper aufrecht, den Kopf leicht nach vorn gebeugt. Die Blutung aus der Nase fangen Sie dabei am besten mit einem vorgehaltenen Taschentuch auf.
▶ Bitte den Waschlappen so lange liegen lassen, bis die Blutung deutlich nachlässt oder vollständig aufhört.

WICHTIG

Mit Kopfschmerzen zum Arzt

▶ Kopfschmerzen nach einem Sturz deuten auf eine Gehirnerschütterung oder -prellung hin – Ihr Kind muss zum Arzt.

▶ Vor allem nach heftigen Stürzen und generell sobald Übelkeit, Erbrechen, Kopfschmerzen und Benommenheit auftreten, sollten Sie sofort zum Kinderarzt gehen oder sogar den Notarzt rufen!

▶ Auch wenn Kopfschmerzen im Zusammenhang mit einer anderen Erkrankung oder ohne erkennbare organische Ursache auftreten, suchen Sie bitte möglichst schnell den Kinderarzt auf.

Kopfschmerzen nach einem Sturz

Verletzt sich Ihr Kind bei einem Sturz am Kopf, beobachten Sie es in den nächsten Stunden bitte ganz genau. Zeigt es Symptome einer Gehirnerschütterung oder Schädelprellung (Hinweise auf Kopfverletzungen siehe Kasten oben), bringen Sie es bitte sofort zum Arzt.

Was bei Kopfschmerz nach einem Sturz hilft

▶ Das Kind sollte nach einem schweren Sturz ruhig und möglichst flach liegen. Sorgen Sie außerdem für Frischluft und gedämpftes Licht.

Verbrennungen

Vorsicht ist oberstes Gebot

Lassen Sie Ihr Kind niemals in der Nähe von Hitzequellen oder offenem Feuer allein – auch nicht einmal ganz schnell »für einen Moment«!

Wenn es doch passiert ist:

▶ Erste Hilfe: Die Verbrennung mindestens 15 Minuten unter fließendem kalten Wasser kühlen.

Hausmittel, die helfen

Sterile Kompresse mit Johanniskrautöl

Siehe Seite 66.

Nur bei Verbrennungen ersten Grades anwenden (die Haut ist gerötet und geschwollen)! Bitte eine sterile Kompresse (aus dem Verbandskasten) verwenden!

▶ 3- bis 5-mal täglich auflegen, bis der brennende Schmerz abklingt.

WICHTIG

Gefährliche Verbrennungen

▶ Suchen Sie den Kinderarzt unbedingt auf, wenn Ihr Kind Verbrennungen zweiten Grades (mit Blasenbildung) hat.

▶ Bei großflächigen oder schweren Verbrennungen sofort den Notarzt rufen. Bis er eintrifft, stellen Sie Ihr Kind unter die Dusche (15 bis 20 Minuten, Wassertemperatur 20 °C oder etwas kühler), danach hüllen Sie es in ein frisches Leinentuch.

Streicheleinheiten für die Seele

Zuwendung und Verständnis helfen, auch schwierige Entwicklungsphasen durchzustehen.

Kinder können zuweilen gewaltig nerven. Sich das einzugestehen hilft schon, die täglichen kleinen Machtkämpfe besser zu bewältigen. Nicht jedes Kind, das mal wütend um sich schlägt, ist gleich hyperaktiv. Temperament, Entwicklungsschübe, familiäres Umfeld, Ihr Verhalten, persönliche Vorlieben des Kindes – all das trägt dazu bei, den Charakter Ihres Kindes auszubilden. Auf jeden Fall sollten Sie sich Ihrem Kinderarzt anvertrauen, wenn Verhaltensweisen Ihres Kindes Sie beunruhigen. Er weiß, ob eine Behandlung nötig ist oder nicht.

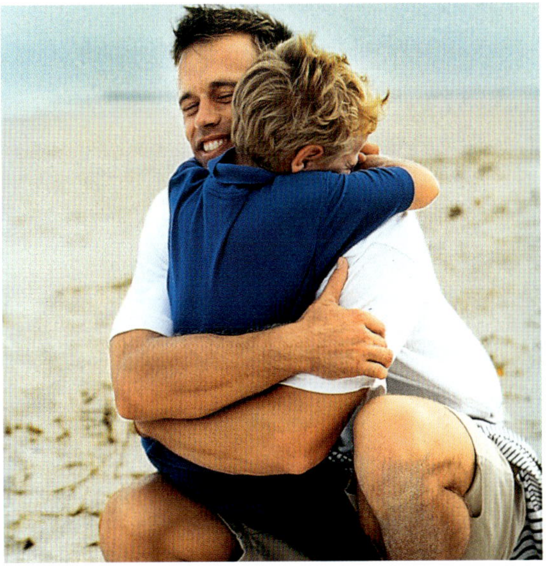

Psychisch bedingter Kopfschmerz

Kopfweh bei Problemen

Kopfschmerzen sind meist ein Symptom im Zusammenhang mit einer anderen Erkrankung (siehe auch Seite 61 und Seite 74). Leider tritt Kopfweh aber immer häufiger ohne körperliche Ursachen auf – mehr und mehr auch schon bei kleinen Kindern. Bitte nehmen Sie Ihr Kind ernst: Suchen Sie immer einen Kinderarzt auf, wenn es über Kopfschmerzen klagt!

Hausmittel, die helfen

Kalter Wickel

Gehen Sie wie beim kalten Halswickel, Seite 60 vor. Den Wickel auf die Stirn oder in den Nacken des Kindes legen.

Wechselbad Arme

Machen Sie bitte keine Wechselbäder bei Verdacht auf Gehirnerschütterung oder ähnliche Verletzungen (Symptome siehe Kasten Seite 74 oben). In diesem Fall sollten Sie sofort mit Ihrem Kind zum Arzt gehen!

Das brauchen Sie:

Zutaten Waschbecken und Waschschüssel
Handtuch

▶ Das Waschbecken mit körperwarmem Wasser füllen (36 bis 38 °C), Waschschüssel mit kaltem Wasser (etwa 18 °C) direkt daneben stellen.

So wird's gemacht Das Kind taucht die Arme 5 Minuten lang bis zur Oberarmmitte in das warme Wasser – und danach für 10 Sekunden ins kalte Wasser. Beim Eintauchen möglichst ausatmen. Dann das Wasser abstreifen (nicht abtrocknen, Arme sollen noch etwas feucht sein) und das Kind im Liegen ausruhen lassen.

▶ Täglich 2-mal: vor der Mittagsruhe und vor dem Einschlafen.

Wechselbad Füße

Das brauchen Sie:

Zutaten 2 Eimer und 1 Handtuch

▶ Einen Eimer mit körperwarmem Wasser füllen (36 bis 38 °C), direkt daneben den anderen mit kaltem Wasser (um 18 °C) stellen. Das Kind taucht die Füße für 5 Minuten ins warme Wasser (2/3 der Waden im Wasser), danach 10 Sekunden ins kalte – dabei möglichst ausatmen. Wasser abstreifen und liegend ruhen.

So wird's gemacht ▶ Täglich 2-mal: vor der Mittagsruhe und vorm Einschlafen.

Was sonst noch hilft

▶ Einreibung mit Pfefferminzöl (siehe Seite 61).

▶ Sanfte Nackenmassagen durchführen.

▶ Akupressurpunkte zeigen lassen.

▶ Sportlicher Ausgleich, am besten in frischer Luft, oder regelmäßige Spaziergänge sind ebenso wichtig wie ausreichend viel Schlaf.

Appetitlosigkeit

Nicht allzu ernst nehmen Hat ein Kind keinen Appetit, belastet das oft die Eltern. Die Sorge ist meist unnötig: Es ist völlig normal, dass ein Kind mal mehr, mal weniger gern und viel isst. Der Appetit hängt von vielen Umständen ab. Vor und während fieberhafter Infekte hat ein Kind zum Beispiel wenig Appetit, oft sogar schon, wenn sich nur ein harmloser Schnupfen ankündigt.

WICHTIG

Zum Arzt bei Appetitlosigkeit?

▶ Hält eine appetitlose Phase länger als eine Woche an, wird sie von Durchfall und unklaren Bauchschmerzen begleitet oder verliert das Kind zwei Prozent seines Körpergewichts oder mehr, gehen Sie bitte mit ihm zum Kinderarzt.

Hausmittel, die helfen

Angelikawurzel-Tee

Das brauchen Sie:
1 TL Angelikawurzel
150 ml siedendes Wasser

ab 4 Jahren

▶ Angelikawurzel mit dem heißen Wasser übergießen und 10 Minuten ziehen lassen, dann abseihen.
▶ Einmal täglich vor dem Essen eine Tasse trinken lassen.

Apfelessig-Getränk

Siehe Seite 53.
▶ Einmal täglich vor dem Essen eine Tasse trinken lassen.

Was sonst noch hilft

▶ Lassen Sie das Essen nicht zum Machtkampf werden: Möchte Ihr Kind nicht essen, versuchen Sie sachlich zu bleiben. Ihr Kind verhungert sicher nicht, wenn es bis zur nächsten Mahlzeit – ohne Naschereien und Snacks – wartet.

Ruhig und konsequent reagieren

▶ Geben Sie dem Kind zwischen den Mahlzeiten keine kalorienträchtigen Getränke und Süßes für den »kleinen Hunger« – das verdirbt nur den Appetit auf das nächste »richtige« Essen.
▶ Achten Sie auf gesunde, ausgewogene Ernährung (siehe Seite 86).

Schlafstörungen

Wenn Sie den Eindruck haben, dass Ihr Kind schlecht oder zu wenig schläft, prüfen Sie zuerst seinen Schlafbedarf – vielleicht ist der geringer, als Sie glauben. Außerdem verarbeiten viele Kinder Erlebnisse im Traum.
Egal, wie viel oder wenig Ihr Kind schläft: Wichtig ist, dass es fit und ausgeglichen ist. Besorgnis erregende Schlafstörungen liegen vor, wenn ein Kind mehrere Nächte hintereinander Albträume hat, im Schlaf schreit, ohne wach zu werden, oder sich erkennbar gegen das Einschlafen wehrt. Intensive Erlebnisse oder Ängste können die Ursache dafür sein – suchen Sie gemeinsam mit dem Kinderarzt nach Lösungen.

Hat Ihr Kind ständig Probleme mit dem Ein- und Durchschlafen, vertrauen Sie sich Ihrem Kinderarzt an.

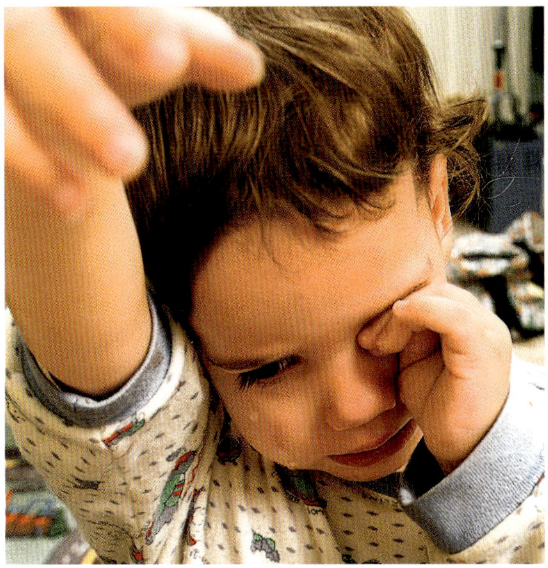

Hausmittel, die helfen

Beruhigungstee mit Johanniskraut

Das brauchen Sie:

Zutaten

40 g Johanniskraut
je 20 g Melissenblätter, Pomeranzenblüten und Hibiskusblüten
150 ml siedendes Wasser

So wird's gemacht

▶ 1 Esslöffel der Mischung mit dem heißen Wasser übergießen, abdecken, 10 Minuten ziehen lassen, abseihen.
▶ Täglich etwa 30 Minuten vor dem Schlafengehen eine Tasse.

Beruhigungstee mit Hopfen und Baldrian

Das brauchen Sie:

Zutaten

1 EL Baldrianwurzel, Hopfenzapfen, Fenchelsamen (gequetscht) und Lavendelblüten
150 ml siedendes Wasser

So wird's gemacht

▶ Zutaten mit Wasser übergießen, abdecken, 10 Minuten ziehen lassen und dann abseihen.
▶ Täglich 30 Minuten vor dem Schlafengehen eine Tasse trinken lassen.

Bauchkompresse mit Kamille

Siehe Seite 36.
▶ Etwa 30 Minuten vor dem Zubettgehen für 20 bis 30 Minuten.

Beruhigendes Vollbad

Siehe Seite 25.
▶ Bei Bedarf täglich durchführen, bis Besserung eintritt.

Heublumensack auflegen

Das brauchen Sie:

Zutaten

Heublumensack (in Apotheken)
größeren Topf mit Wasser und kleineren Topf
Baumwolltuch und Wolldecke

So wird's gemacht

▶ Den Heublumensack im Wasserbad auf etwa 42 °C erwärmen, auf den Bauch legen, darüber locker das Baumwolltuch und dann die Wolldecke wickeln. Etwa 30 bis 60 Minuten einwirken lassen.
▶ Vor dem Einschlafen 15 bis 20 Minuten auf den Bauch legen.
▶ Sie können auch ein Kirschkernkissen 1 Minute bei 600 Watt in der Mikrowelle erwärmen.

Aufsteigendes Fußbad

Siehe Seite 51.
▶ Eine halbe Stunde, bevor das Kind ins Bett geht.

Was sonst noch hilft

Zuverlässigkeit macht sicher und ruhig

▶ Achten Sie auf einen geregelten Tagesablauf.
▶ Toben, Fernsehen oder aufreibende Spiele sind mindestens

1 Stunde vorm Zubettgehen tabu. Besser: kuscheln und eine Gutennachtgeschichte vorlesen.

Schlafstörungen beheben

- Der Schlafraum soll kühl und gut gelüftet sein.
- Erwacht Ihr Kind aus einem Albtraum, trösten Sie es ohne viele Worte: Vermeiden Sie dabei grundsätzlich Diskussionen, nächtliches Spiel oder Vorlesen.
- Eventuell ist es sinnvoll, den Mittagsschlaf schrittweise zu verkürzen: Dazu das Kind jeden Tag um 10 Minuten früher wecken – bis die Mittagsruhe die richtige Länge hat.

Aggressionen

Schon Kleinkinder zeigen unter Umständen immer wieder einmal massive Aggressionen, gerade im »Trotzalter« – mit etwa zwei, drei Jahren.
Auffällig und Besorgnis erregend wird die Aggressivität erst, wenn das Kind wiederholt andere (kleinere) Kinder schlägt oder tyrannisiert oder sich selbst bewusst verletzt! Aggression ist oft auch ein Zeichen der Hilflosigkeit: Das Kind wird mit einer Situation nicht fertig (siehe Kasten links unten).

WICHTIG

Mögliche Gründe für Aggressivität

- Eifersucht
- familiäre Krisen
- Über- oder Unterforderung
- Bewegungsmangel
- das Gefühl, zu wenig beachtet zu werden

Hausmittel, die helfen

So werden Kinder gelassener

Beruhigendes Vollbad

Siehe Seite 25.

- Bei Bedarf täglich durchführen, bis Besserung eintritt.

Beruhigungstee mit Johanniskraut

Siehe Seite 78.

- Bis zu 4-mal täglich eine Tasse.

Heublumensack

Siehe Seite 78.

- Bei Bedarf vor dem Einschlafen 15 bis 20 Minuten auf den Bauch legen.

Was sonst noch hilft

- Ihr Kind sollte Entspannungsverfahren, am besten speziell für Kinder, kennen lernen.
Geeignete Kurse – zum Beispiel für autogenes Training oder Muskelrelaxation – gibt es bereits für Kindergartenkinder. Erkundigen Sie sich am besten bei Ihrem Kinderarzt danach.

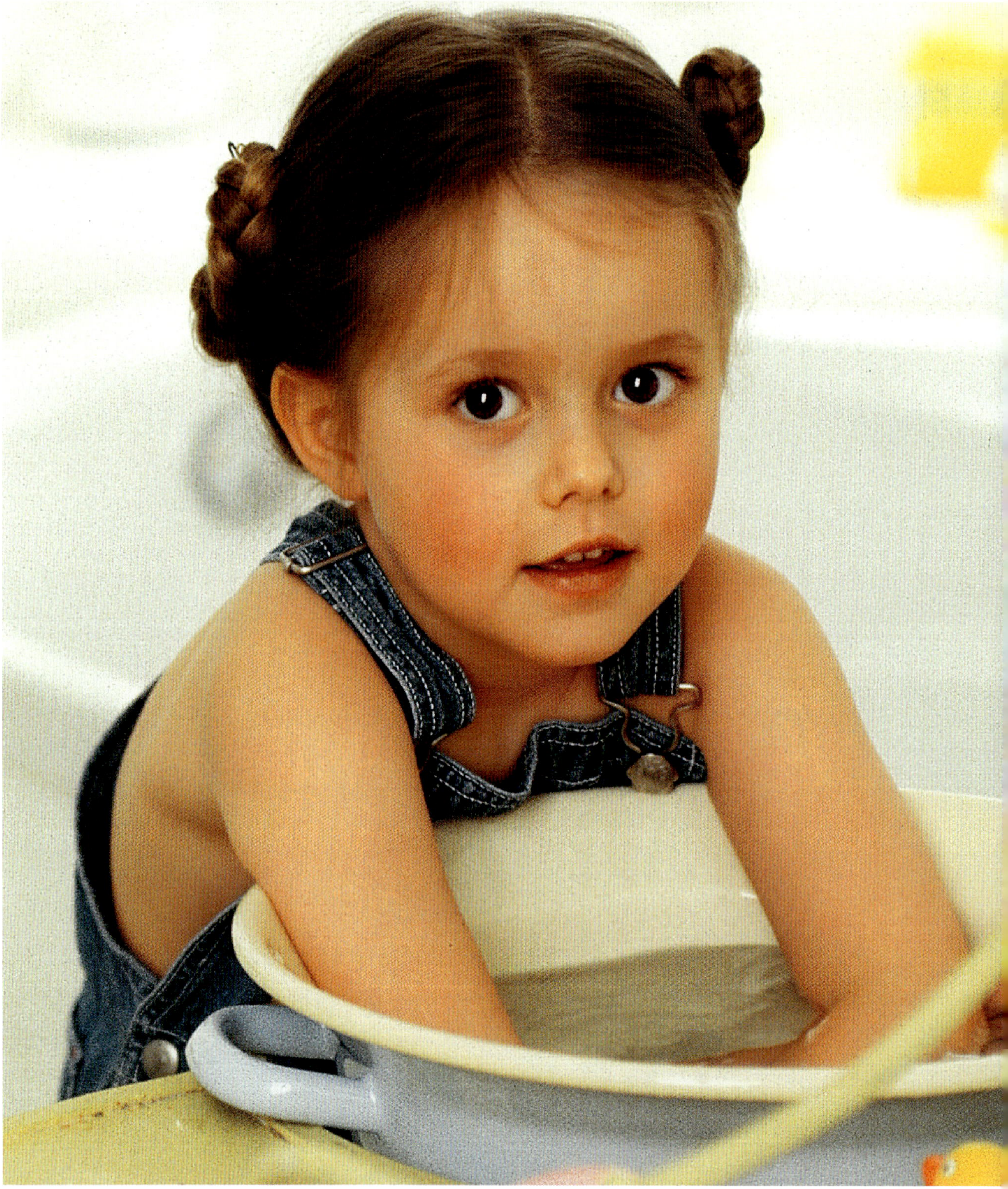

Die Abwehr stärken

Gerade für Eltern kleinerer Kinder gehört die berühmte »Rotznase« eigentlich zum Standardprogramm: Bis ein Kind in die Schule kommt, macht es unzählige Erkältungen und harmlose Infekte durch. Kein Grund zur Sorge! Schnupfen und Husten sind meist nur ein Zeichen dafür, dass das kindliche Immunsystem trainiert.
Und Sie können es dabei unterstützen: mit Bürstenmassagen, kalten Waschungen und ohne übertriebene Reinlichkeit. Ja, Sie haben richtig gelesen: Wozu ein bisschen »Dreck« gut sein kann und wie Sie mit nur wenigen Minuten Zeitaufwand täglich viel für die Fitness und Gesundheit Ihres Kindes tun können, erfahren Sie auf den folgenden Seiten.

Aktivprogramm für kleine »Rotznasen«

Richtig angezogen können Kinder jedes Wetter genießen.

Bakterien, Pilze, Viren oder unterschiedliche Reizstoffe – mit jedem Atemzug, mit jedem Bissen, den man zu sich nimmt, wird das Immunsystem herausgefordert: Es muss die »Feinde« erkennen, orten und unschädlich machen. Das Immunsystem unseres Körpers ist ein komplexes, ausgeklügeltes System, das durch das Zusammenspiel mehrerer Organe funktioniert. Ein solch genialer und hochkomplizierter Mechanismus kann natürlich auch sehr schnell aus dem Gleichgewicht geraten. Ein Signal dafür können zum Beispiel Allergien sein.

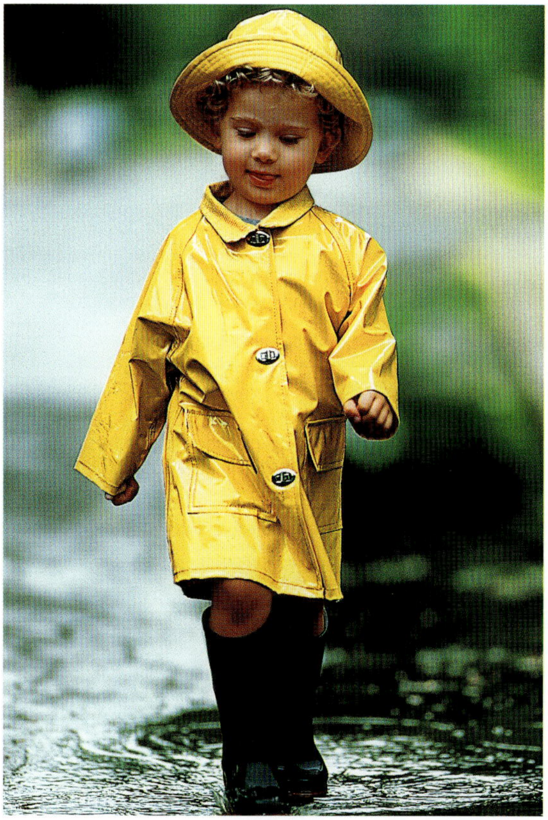

Das junge Immunsystem übt noch

Das kindliche Immunsystem ist noch nicht ausgereift. Neugeborene bekommen deshalb schon ein gewisses »Startkapital« von der Mutter mit, eine Grundimmunisierung mit all den Antikörpern, die auch die Mutter besitzt. Dieser Schutz hält etwa sechs Monate vor und wird durch das Stillen verstärkt. Dann baut er sich ab, Ihr Kind wird anfällig für all die »finsteren Gesellen« rundum: in der Luft, auf Türklinken, auf dem Spielzeug, in der Nahrung …

Wichtige Immunreserve

Besonders augenfällig wird das in der Kindergartenzeit: Kaum ist ein Infekt überstanden, steht bereits der nächste an. In dieser Zeit ist übrigens auch das elterliche Immunsystem sehr gefordert,

WICHTIG

So bleibt Ihr Kind gesund

Das auf den folgenden Seiten beschriebene Aktivprogramm ist grundsätzlich für alle Kinder gedacht – vor allem für die, die einen Infekt nach dem anderen anschleppen.
Beginnen Sie bitte auf keinen Fall mit dem Programm, wenn Ihr Kind gerade einen fiebrigen Infekt hat oder andere ernsthafte Krankheiten vorliegen.

Sprechen Sie mit Ihrem Kinderarzt über Ihr Vorhaben, besonders wenn

- mehr als ein Infekt pro Monat auftritt
- die Erkrankungen kompliziert verlaufen
- Ihr Kind sehr geschwächt wirkt
- es über Monate ununterbrochen Infekte hat, es keine »Verschnaufpause« mehr gibt, das Kind nicht wenigstens einige Tage zwischendurch gesund ist
- in den letzten zwölf Monaten mehr als zwei Antibiotika-Therapien nötig waren.

denn es wird einerseits mit all den angeschleppten Krankheitserregern konfrontiert und leidet darüber hinaus auf Grund durchwachter Nächte und anstrengender Krankendienste zusätzlich.

Wie viel Krankheit ist noch normal?

Auch wenn es Ihnen so scheint, als wäre Ihr Kind ständig krank: Ein Infekt pro Monat ist im Kindergartenalter normal. Die häufigen Infekte bis etwa zum Abschluss des Grundschulalters haben sogar eine wichtige Aufgabe: Sie trainieren das Immunsystem Ihres Kindes intensiv.
Dennoch können Sie Ihrem Kind helfen, die körpereigene Abwehr zu stärken. Sehen Sie das am besten als Chance für die ganze Familie! Das Aktivprogramm lässt sich sicher auch in Ihren Familienalltag ohne weiteres einbauen.

Abhärten kann Spaß machen

Regen, Wind, Schmutz: Das macht Ihr Kind stark

Der erste Schritt ist der einfachste: Wetter und Schmutz härten ab. Setzen Sie Ihr gesundes (!) Kind deshalb bitte nicht unter die sprichwörtliche Glashaube, sondern lassen Sie es bei Wind und Wetter draußen mit anderen Kindern toben. Und brechen Sie nicht sofort in Panik aus, wenn der beste Spielkamerad Schnupfen hat. Wenn Sie nicht in drei Tagen verreisen möchten oder der Verdacht auf eine ernsthafte Krankheit besteht, wird das Abwehrsystem Ihres Kindes durch diese »Feinde« nur stabiler.
Das Immunsystem braucht die Konfrontation mit der Umwelt. Es muss sich mit Krankheitserregern, Kälte, Nässe, Wärme auseinander setzen, damit es trainiert und gestärkt wird. Dabei sollte man es sinnvoll unterstützen.

So wird Abhärten zum Abenteuer

Bevor der Spaß im Freien beginnt: Witterungsgerechte Kleidung ist das A und O.

Das richtige Outfit für die Kleinsten …

Gut angezogen zum Toben

Wenn Ihr Kind etwa zwei Wochen alt ist, können Sie zur ersten Ausfahrt mit ihm starten. Anfangs sollten Sie sich jedoch nur wenige Minuten an der frischen Luft aufhalten, allmählich immer länger.
Ziehen Sie Ihrem Kind mehrere dünne Kleidungsstücke übereinander an. Im Winter schützt ein Lammfell- oder Thermosack, bei Regen und Wind ein zusätzlicher Regenschutz. Selbst im Sommer braucht Ihr Baby im Freien eine Kopfbedeckung, denn es verliert vor allem über den Kopf Wärme.

… und nach dem ersten Jahr

Auch für Kinder über einem Jahr gilt: mehrere dünne Stücke übereinander anziehen und darauf witterungsgerechte Regen- oder Matschkleidung.
Die Füße müssen immer warm und trocken gehalten werden. Ist Ihr »Sausewind« doch mal zu stark abgekühlt, hilft ein aufsteigendes Fußbad (siehe Seite 51).

WICHTIG

Babys Wohlbefinden schnell geprüft

Kontrollieren Sie die Körpertemperatur Ihres Babys im Nacken. Er darf nicht zu kalt, aber auch nicht verschwitzt sein. Hände und Gesicht sind zur Temperaturkontrolle nicht geeignet, da sie schwächer durchblutet werden und schneller auskühlen.

Baustein 1: Kinder raus!

Ihr Kind braucht Bewegung und frische Luft! Lassen Sie es täglich mindestens 30 Minuten draußen toben und spielen. Bei schlechtem Wetter sollte es nicht länger als 1 Stunde draußen bleiben, bei gutem so lange wie möglich.
Die Kleinen können spazieren gehen, Rad fahren, laufen, toben, Ball spielen oder schwimmen. Wichtig ist, dass diese Tobezeit ganz spielerisch abläuft – am besten mit Mama oder Papa.

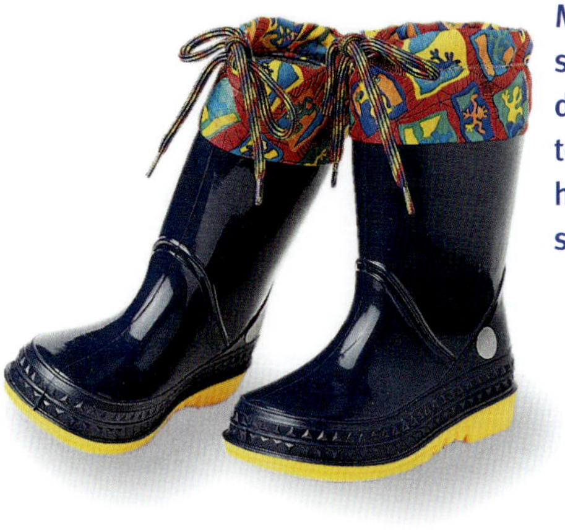

Mit Gummistiefeln finden auch Eltern Pfützenhüpfen schön!

Manchmal muss man drin bleiben

»Hausarrest« sollten Sie Ihrem Kind wirklich nur in Ausnahmefällen geben, zum Beispiel bei Sturm oder starkem Nebel – oder wenn das Kind Fieber hat (Säuglinge ab 38 °C, Kinder ab 38,5 °C Körpertemperatur).
Auch wenn es sehr kalt ist – also bei Temperaturen von -10 °C oder weniger –, sollte Ihr Kind nicht länger als unbedingt nötig draußen sein: zum Toben und Spielen maximal 20 Minuten.

Baustein 2: Die Balance finden

Neben möglichst viel Bewegung braucht Ihr Kind auch ausreichend Ruhe. Außer dem Schlaf in der Nacht (siehe rechts: Baustein 3) ist auch eine Erholungspause am Mittag gerade für kleinere Kinder sehr wichtig. Das heißt nicht, dass Ihr Kind mittags unbedingt schlafen muss: Wenn es einfach nicht müde genug ist, kann es auch einfach nur ausruhen, etwas Musik hören oder ein Bilderbuch anschauen.

Ruhepausen schaffen

Vielleicht können Sie sich auch am frühen Nachmittag gemeinsam eine kleine, gemütliche Kuschelpause zu zweit gönnen. Wichtig ist nur, dass Ihr Kind sich in dieser Zeit regeneriert und neue Kraft für den Rest des Tages tanken kann.

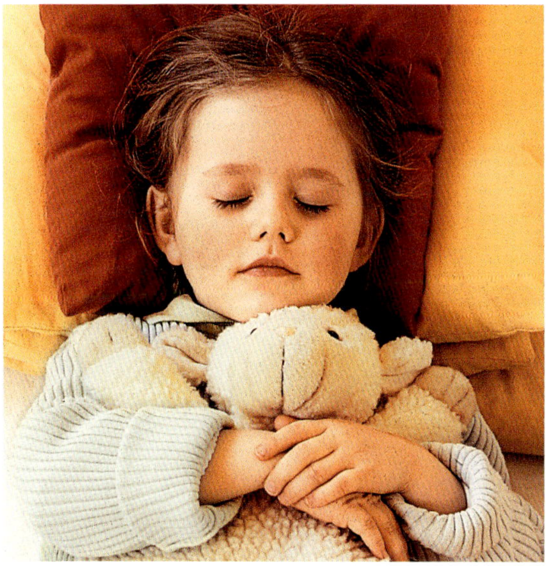

Baustein 3: Wie man sich bettet ...

Für die gesunde Entwicklung braucht Ihr Kind neben viel Bewegung auch ausreichend Ruhe.

Spätestens nach einer durchwachten Nacht spürt man, wie wichtig eine erholsame Nachtruhe mit ausreichend Schlaf ist – für Ihr Kind ebenso wie für Sie. Der ideale Schlafraum hat eine Temperatur von 15 bis 18 °C und ist gut gelüftet. Die Fenster sollten deshalb gekippt sein (außer bei Außentemperaturen unter 10 °C). Vermeiden Sie jedoch Zugluft. Ziehen Sie den kleinen Schläfer nicht zu warm an: Er darf weder schwitzen noch frieren. Ideal sind Unterhemd und Schlafanzug aus Baumwolle und ein Schlafsack. In heißen Sommernächten genügen ein Body und ein dünner Sommerschlafsack. Lassen Sie Ihr Kind auch bei großer Hitze nie nackt schlafen, es kühlt sonst zu stark aus.

Baustein 4: Richtig essen

Gesunde Ernährung muss nicht nur aus Vollkornprodukten bestehen – aber auch! Ideal ist eine ausgewogene Mischung. Kaufen Sie für Ihr Kind am besten Bioware ein: Obst und Gemüse aus kontrolliert biologischem Anbau sind zwar in der Regel etwas teurer, dafür aber auch frischer und deutlich weniger belastet als andere Produkte.

Servieren Sie Gesundes möglichst kindgerecht.

Welche Vitamine und Mineralstoffe für Kinder besonders wichtig sind und in welchen Lebensmitteln sie stecken, erfahren Sie in der Tabelle rechts. Und wie man Gesundes für Kinder mit wenig Aufwand ansprechend zubereiten kann, verraten diverse Kochbücher.

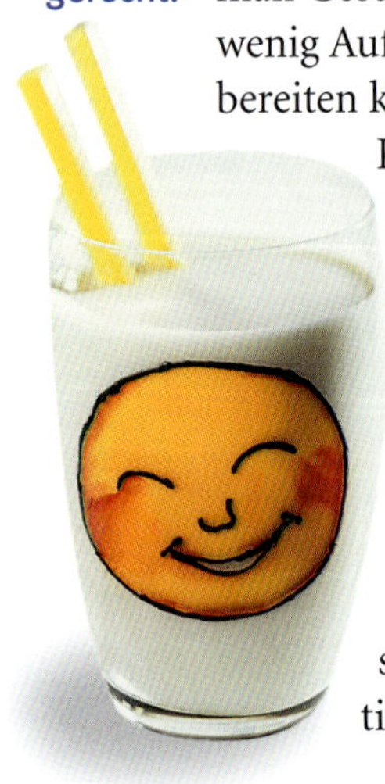

Wichtig ist auch, dass der Genuss beim Essen nicht zu kurz kommt. Versuchen Sie, wenigstens eine Mahlzeit am Tag im Kreis der Familie einzunehmen – ganz entspannt und ohne Hektik.

Süßes – in Maßen und mit Genuss gegessen – macht wirklich gute Laune (es enthält den Botenstoff Serotonin): deshalb lieber immer mal wieder ein Gummibärchen oder eine kleine Leckerei geben, als ein vollständiges »Süßigkeitenverbot« zu verhängen. Das schürt nur den Heißhunger! Auch Machtkämpfe um das Essen sollten Sie vermeiden (siehe auch Seite 77).

Alles in Maßen

Baustein 5: Nasser Spaß

Pfarrer Kneipp erkannte es vor mehr als 100 Jahren schon (siehe Seite 8 f.), und es ist bis heute unumstritten: Güsse, Wassertreten & Co. halten fit und trainieren das Immunsystem. Das folgende Programm eignet sich für Kinder ab zwei Jahren. Es sollte möglichst täglich ausgeführt werden. Falls Sie das nicht schaffen, ist es besser, die Wasseranwendungen etwa jeden dritten Tag auszuführen, als das Programm anfangs täglich und dann nur noch unregelmäßig zu absolvieren. Am besten, Sie machen dabei mit, das tut auch Ihnen gut und macht allen noch viel mehr Spaß. Sie werden staunen, wie gering der Aufwand und wie hoch der Nutzen sein wird!

Vitamintabelle

Damit das Immunsystem optimal arbeiten kann, braucht es Vitamine und Mineralstoffe. Die wichtigsten finden Sie in dieser Übersicht. Außerdem erfahren Sie, wie die einzelnen Stoffe wirken und in welchen Nahrungsmitteln sie Kindern am besten schmecken – jeweils geordnet nach dem Vitamingehalt.

Fit-macher	Wirkung	Die besten »Lieferanten« für Kinder	Bitte beachten Sie	
Vitamin C	Das Vitamin macht Abwehrzellen stark und hilft ihnen dabei, Krankheitserreger zu bekämpfen.	Hagebutten, schwarze Johannisbeeren, Zitrusfrüchte, Kiwis, Himbeeren, Brombeeren, Apfelsinen, Sanddornbeeren, Äpfel, Erdbeeren, Trauben, Paprika, Kartoffeln, Fenchel, alle Kohlsorten (besonders Broccoli)	Allergiker bei Zitrusfrüchten, Kiwis und Erdbeeren aufgepasst!	Vitamine
Vitamin E	Das Zellschutzvitamin aktiviert die T-Lymphozyten (Abwehrzellen), diese bekämpfen Viren.	Fenchel, Brombeeren, Himbeeren, Vollkornprodukte. Besonders reichhaltig in Speiseölen (vor allem in Weizenkeim-, aber auch Sonnenblumen- und Rapsöl)	Verwenden Sie für Salate & Co. am besten immer kaltgepresstes Öl.	
Vitamin A	Vitamin A macht Antikörper mobil, stärkt Haut und Schleimhäute.	Karotten, Spinat, Fenchel, Feldsalat, Broccoli, Milch, Käse, Leber, Aprikosen	Spinatreste bitte wegwerfen und nicht wieder aufwärmen!	
Provitamin Betacarotin	Es schützt die Zellen und bekämpft Krankheitserreger.	wie Vitamin A; außerdem Milchprodukte, verschiedene Kohlsorten		
Vitamine der B-Gruppe	Diese so genannten Stressvitamine stärken Nerven und Gefäße und machen die Muskeln elastisch.	Vollkornprodukte, Fleisch, See-Fisch, Leber, Ei, Milchprodukte, Bananen, Paprika	Bei kleinen Allergikern oder allergiegefährdeten Kindern sollten im ersten Lebensjahr Fisch, Ei und Milch noch nicht auf dem Speiseplan stehen.	
Magnesium	Es macht die Blutgefäße elastisch: So können sich Fresszellen (wichtig für die Abwehr von Krankheitserregern) besser bewegen; es entspannt außerdem die Muskeln.	Milch und Milchprodukte, Vollkornprodukte (besonders Hirse, Haferflocken), Ingwer, Fenchel, Hülsenfrüchte, Zuckermais, Pfirsiche, Weintrauben, getrocknete Feigen, Datteln und Aprikosen	Kaufen Sie bei getrockneten Früchten ungeschwefelte Ware. Diese ist nicht so lange haltbar, deshalb sollten Sie besser kleinere Mengen einkaufen.	Mineralstoffe
Eisen	Eisen versorgt die Fresszellen mit Sauerstoff, so dass sie optimal arbeiten können.	Ingwer, Petersilie, Spinat, Fenchel, Fleisch, Hirse, Hülsenfrüchte, Haferflocken, Rosinen	Wenn Ihre Kinder kein Fleisch mögen, sollten sie häufig mit Eisen angereicherte Fruchtsäfte trinken.	

Täglich »Wasserwandern«

Ob morgens oder abends – die folgenden Anwendungen sollten möglichst zum täglichen »Ritual« werden – etwa so wie das Zähneputzen.

Wassertreten

Macht Spaß und ist gesund: Wasserwandern wie ein Storch!

▶ Wirkt belebend, aktiviert die Immunabwehr und trainiert die Blutgefäße.

▶ Füllen Sie eine Wanne mit kühlem Wasser (18 bis 20 °C), so dass Ihr Kind etwa bis zur Hälfte der Waden im Wasser steht.

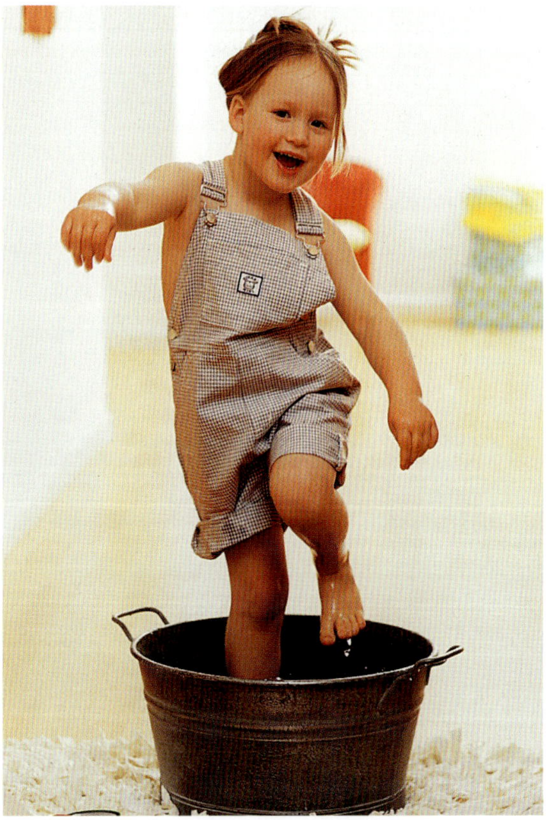

So wird's gemacht

▶ Machen Sie es Ihrem Kind am besten erst einmal vor: Wie ein Storch abwechselnd die Beine anwinkeln, so dass der Fuß ganz aus dem Wasser gehoben wird – und wieder hinein. Lassen Sie Ihr Kind täglich morgens oder abends 1 Minute lang Wassertreten.
Anschließend die Füße nur abstreifen, nicht abtrocknen, warme Socken überziehen und dafür sorgen, dass der kleine Wassertreter sich bewegt.

Wichtig

▶ Bitte nicht mit kalten Füßen durchführen!

Die Alternative für den Sommer: Morgens Tautreten

Wirkung

▶ Wie beim Wassertreten.

So wird's gemacht

▶ Lassen Sie Ihr Kind 5 Minuten lang barfuß im Storchengang im taufeuchten Gras herumspazieren. Danach die Füße nur abstreifen, nicht abtrocknen, warme Socken überziehen und sich aktiv bewegen.

Wichtig

▶ Bitte nicht mit kalten Füßen durchführen!

Abends: Wechselfußbad oder Wechselarmbad

Wirkung

▶ Die Wechselbäder wirken zusätzlich beruhigend und schlaffördernd.

So wird's gemacht

▶ Siehe Anleitungen auf Seite 75 f..

Knieguss

Wirkung ▶ Regt den Kreislauf an und härtet ab.

So wird's gemacht ▶ Stellen Sie Ihr Kind in die Badewanne. Führen Sie den Wasserstrahl des Duschkopfes (Wassertemperatur: 18 bis 22 °C) über die Beine Ihres Kindes: Beginnen Sie am rechten Knöchel, dann an der Außenseite des Unterschenkels bis übers Knie nach oben führen, an der Innenseite des Unterschenkels zurück. Nun dasselbe am linken Bein. Führen Sie den Knieguss morgens oder abends 2-mal im Wechsel an jedem Bein zügig aus.

Tipp! ▶ Mit einem Gießrohr (aus dem Fachhandel) geht's noch besser!

Fußguss

Wirkung ▶ Harmonisiert, härtet ab.

Dauer ▶ Morgens oder abends; 2-mal im Wechsel an jedem Bein.

So wird's gemacht ▶ Stellen Sie Ihr Kind in die Badewanne, und lassen Sie es ein Bein anheben. Führen Sie den Wasserstrahl der Dusche (Temperatur: 18 bis 22 °C) zügig von den Zehen zur Ferse über die Fußsohle: Das Wasser muss die Fußsohle dabei ganz umfließen.

Wichtig ▶ Nicht durchführen, wenn das Kind kalte Füße hat oder friert.

Tipp! ▶ Auch den Fußguss führen Sie am besten mit einem Gießrohr durch!

Toll für Kleinkinder: Waschungen

Wenn Ihr Kind eine kleine Wasserratte ist und Sie morgens genug Zeit haben, können Sie statt der beschriebenen Güsse auch eine Teil- oder Ganzkörperwaschung machen.

Wirkung ▶ Regt an, härtet ab.

▶ Täglich morgens nach Anleitung auf Seite 24 ausführen.

Trockenbürsten

Massagen mit einer Bürste sind nicht bei allen Kindern gleichermaßen beliebt. Es kommt also auf einen Versuch an: Vielleicht mag Ihr Kind die kreisenden Massagebewegungen ausgesprochen gern? Ist das nicht der Fall, erzwingen Sie bitte nichts, sondern greifen Sie stattdessen auf andere Abhärtungsmaßnahmen zurück (Güsse, Wassertreten).

WICHTIG

Das Model aus der Puppenecke

Wenn Sie Ihrem Kind die Bürstenmassage zum ersten Mal zeigen, demonstrieren Sie es erst einmal an sich selbst – oder Sie führen es spielerisch an einer Puppe oder dem Lieblingsteddy vor.

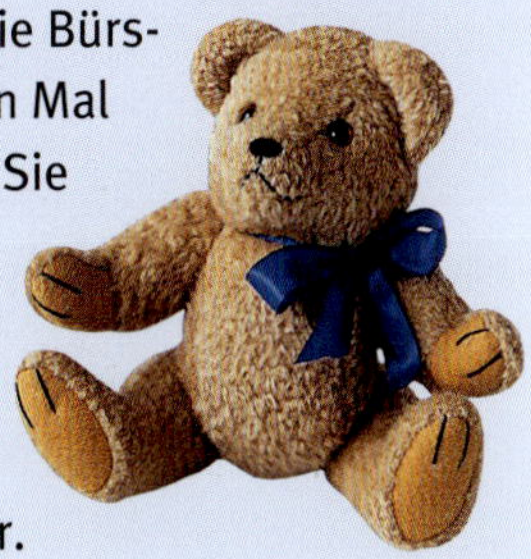

Das brauchen Sie:
weiche Massagebürste

Wirkung ▶ Trockenbürsten stabilisiert den Kreislauf und härtet ab.

▶ Morgens oder abends durchführen.

So wird's gemacht ▶ Das ausgezogene Kind steht aufrecht vor Ihnen: Beginnen Sie mit der Bürstenmassage am rechten äußeren Knöchel und führen Sie die Bürste auf der Beinaußenseite sanft kreisend bis zum Po. Bürsten Sie ohne starken Druck – die Haut sollte sich dabei nur leicht röten. Dann beginnen Sie wieder am Knöchel, diesmal auf der Beininnenseite, und massieren auf die gleiche Art bis zum Po hinauf. Das Gleiche am linken Bein, bitte wieder an der Außenseite des Beines beginnen.
Nun den rechten Arm in sanften Kreisbewegungen an der Außenseite vom Handgelenk über den Ellenbogen bis zur Schulter, dann an der Arminnenseite vom Handgelenk bis zur Schulter bürsten. Dasselbe am linken Arm.
Jetzt bürsten Sie den Rücken sanft kreisend von unten nach oben – erst die rechte, dann die linke Seite des Rückens. Sparen Sie dabei die Wirbelsäule aus.

Wichtig ▶ Bürsten Sie in einem warmen Raum und niemals auf gereizter oder entzündeter Haut.

Tipp! ▶ Ältere Kinder bürsten Arme und Beine auch gern selbst.

Jede Woche Badespaß

Baden ist mehr als Reinigung: Es bedeutet im besten Fall Entspannung und Spaß pur!

Vollbad

Wirkung ▶ Das Bad wirkt je nach Zusatz entspannend oder belebend.

So wird's gemacht ▶ Beschreibung und geeignete Zusätze siehe Seite 25.

Saunagang

Die Sauna trainiert mit ihrem intensiven, aber gut verträglichen Wärmereiz das Immunsystem – und entspannt Körper und Seele. Saunaneulinge sollten ein Kind erst mit zwei Jahren mitnehmen. Achten Sie jedoch auf seine Reaktionen und bleiben Sie höchstens fünf Minuten mit dem Kind in der Sauna.

WICHTIG

Mit Kindern in die Sauna

- Kinder mit akutem Infekt nicht mit in die Sauna nehmen!
- Nicht mit kalten Füßen in die Sauna
- Maximal fünf Minuten saunen
- Kinder sitzen nur auf der unteren Bank
- Vor und nach dem Saunen viel trinken
- Nicht abrupt abkühlen, sondern sanft abduschen, warm anziehen und ruhen
- Maximal zwei Gänge Sauna/Abkühlung

Zum Nachschlagen

Register

Beschwerden-Register

Impressum

Genehmigte Lizenzausgabe für Nikol Verlagsgesellschaft mbH & Co. KG, Hamburg, 2014

Programmleitung: Ulrich Ehrlenspiel
Redaktion: Reinhard Brendli, M. A.
Lektorat: Ina Raki

Fotos: Anna Peisl (Styling: Astrid Hartmann)
Weitere Fotos: Bavaria: S. 82; Sigurd Döppel: S. 2 (oben), 6; jump (Annette Falck): S. 20; Gudrun Kaiser: S. 48; Kneipp-Bund e. V. / Foto Grember: S. 9; Hans Reinhard: S. 21 (oben), 63, 64; Sigrid Reinichs: S. 89; Thomas von Salomon: S. 32; Reiner Schmitz: S. 21 (unten links, rechts), 35, 40, 55, 86; Sandra Seckinger: S. 18, 28; The Stock Market: S. 27, 76 (Norbert Schäfer); Tony Stone: S. 38 (Ian O'Leary), 66 (James Darell), 78 (Bob Schatz); Baby Walz: S. 25 (oben), 84

Titelabbildung: Fotolia.com
Umschlaggestaltung:
Timon Schlichenmaier, Hamburg
Innenlayout: Heinz Kraxenberger
Herstellung: Petra Roth
Satz: Johannes Kojer
Druck: Gorenski tisk storitve
Printed in Slovenia

ISBN: 978-3-86820-218-2

www.nikol-verlag.de

Wichtiger Hinweis

Dieser GU-Ratgeber gibt Ihnen Tipps, wie Sie Ihrem Kind bei verschiedenen Erkrankungen mit Hausmitteln helfen können. Auch beim Einsatz von Hausmitteln müssen Sie jedoch darauf achten, dass Sie die Anwendungen und Rezepturen exakt dosieren, sich genau an die Anweisungen halten und sämtliche Hausmittel nicht öfter anwenden als in diesem Ratgeber angegeben. Beachten Sie bitte auch die Hinweise auf Seite 12 (Hausmittel haben Grenzen). Entscheiden Sie selbst, ob Sie Ihrem Kind mit Hausmitteln ausreichend helfen können oder ob Sie diese unterstützend zur Behandlung durch Ihren Kinderarzt einsetzen. Grundsätzlich sollten Sie bei allen ernsthaften Erkrankungen und auch immer, wenn Sie sich unsicher fühlen, möglichst rasch Ihren Kinderarzt verständigen.

Dank

Wir danken allen Kindern, die für unsere Fotoaufnahmen mit viel Begeisterung Modell gestanden haben, sowie der Firma »Schlichting – Haus des Kindes« (München) für kostenlose Leihgaben zum Styling einiger Fotos.